Otorrinolaringologia e Cabeça e Pescoço

GUIA PRÁTICO DE CIRURGIA

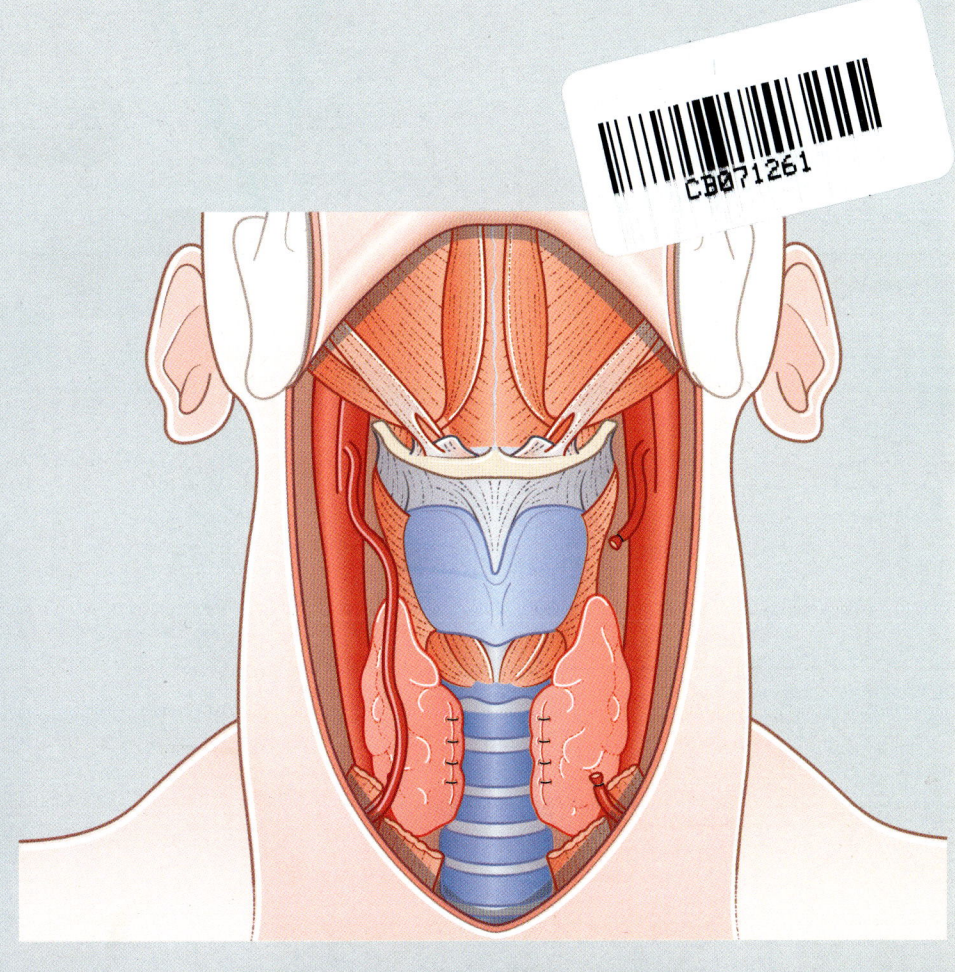
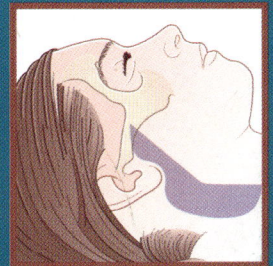
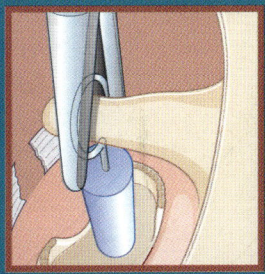
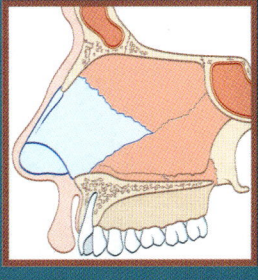

Otorrinolaringologia e Cabeça e Pescoço

GUIA PRÁTICO DE CIRURGIA

George Mochloulis, MD, CCST (ORL-HNS)
Consultant ENT and Head and Neck Surgeon
Lister Hospital, Stevenage, Hertfordshire, UK

F. Kay Seymour, MA (Cantab), FRCS (ORL-HNS)
Consultant ENT Surgeon
St Bartholomew's and the Royal London Hospitals, London, UK

Joanna Stephens, MBChB, FRCS (ORL-HNS)
ENT SpR
Royal National Throat Nose & Ear Hospital, London, UK

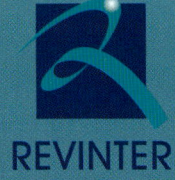

REVINTER

Otorrinolaringologia e Cabeça e Pescoço – Guia Prático de Cirurgia
Copyright © 2015 by Livraria e Editora Revinter Ltda.

ISBN 978-85-372-0638-6

Todos os direitos reservados.
É expressamente proibida a reprodução
deste livro, no seu todo ou em parte,
por quaisquer meios, sem o consentimento,
por escrito, da Editora.

Tradução:
NELSON GOMES DE OLIVEIRA
Médico, Tradutor, RJ

Revisão Técnica:
RICARDO R. FIGUEIREDO
Médico-Otorrinolaringologista
Mestrado em Cirurgia Geral-ORL pela Universidade Federal do Rio de Janeiro
Professor Adjunto e Chefe do Serviço de ORL da Faculdade de Medicina de Valença, RJ

CIP-BRASIL. CATALOGAÇÃO-NA-FONTE
SINDICATO NACIONAL DOS EDITORES DE LIVROS, RJ
M687m

    Mochloulis, George
    Otorrinolaringologia e cabeça e pescoço – guia prático de cirurgia / George Mochloulis, F. Kay Seymour, Joanna Stephens ; tradução Nelson Gomes de Oliveira, Ricardo R. Figueiredo. - 1. ed. - Rio de Janeiro: Revinter, 2015.
      il.

    Tradução de: Ent and head and neck procedures – an operative guide
    Inclui índice
    ISBN 978-85-372-0638-6

    1. Otorrinolaringologia. I. Seymour, F. Kay. II. Stephens, Joanna. III. Título.

15-19229   CDD: 617.51
                                  CDU: 616.21

Nota: A medicina é uma ciência em constante evolução. À medida que novas pesquisas e experiências ampliam os nossos conhecimentos, são necessárias mudanças no tratamento clínico e medicamentoso. Os autores e o editor fizeram verificações junto a fontes que se acredita sejam confiáveis, em seus esforços para proporcionar informações acuradas e, em geral, de acordo com os padrões aceitos no momento da publicação. No entanto, em vista da possibilidade de erro humano ou mudanças nas ciências médicas, nem os autores e o editor nem qualquer outra parte envolvida na preparação ou publicação deste livro garantem que as instruções aqui contidas são, em todos os aspectos, precisas ou completas, e rejeitam toda a responsabilidade por qualquer erro ou omissão ou pelos resultados obtidos com o uso das prescrições aqui expressas. Incentivamos os leitores a confirmar as nossas indicações com outras fontes. Por exemplo e em particular, recomendamos que verifiquem as bulas em cada medicamento que planejam administrar para terem a certeza de que as informações contidas nesta obra são precisas e de que não tenham sido feitas mudanças na dose recomendada ou nas contraindicações à administração. Esta recomendação é de particular importância em conjunto com medicações novas ou usadas com pouca frequência.

Título original:
Ent and Head and Neck Procedures – An Operative Guide
ISBN-13:978-1-84076-196-2
Copyright © by Taylor & Francis Group, LLC – CRC Press

Livraria e Editora REVINTER Ltda.
Rua do Matoso, 170 – Tijuca
20270-135 – Rio de Janeiro – RJ
Tel.: (21) 2563-9700 – Fax: (21) 2563-9701
livraria@revinter.com.br – www.revinter.com.br

Sumário

Prefácio *vii*
Tabela de Consentimento *viii*

1. Colocação de tubo de ventilação   1
2. Remoção de lesão da orelha – ressecção em cunha   2
3. Excisão de fístula pré-auricular   3
4. Miringoplastia   4
5. Ossiculoplastia   8
6. Estapedotomia   10
7. Mastoidectomia e meatoplastia   12
8. Colocação de implante coclear   17
9. Manipulação sob anestesia do nariz fraturado   20
10. Septoplastia   21
11. Cirurgia das conchas inferiores   24
12. Ligadura endoscópica de artéria esfenopalatina   26
13. Ligadura da artéria etmoidal anterior   27
14. Cirurgia sinusal endoscópica funcional (FESS)   29
15. Rinosseptoplastia   32
16. Rinotomia lateral e maxilectomia medial   36
17. Maxilectomia   39
18. Dacriocistorrinostomia endoscópica   41
19. Ligadura da artéria carótida externa   42
20. *Degloving* mediofacial   44
21. Biópsia por aspiração com agulha fina   46
22. Biópsia de linfonodo   47
23. Tonsilectomia e adenoidectomia   49
24. Uvulopalatoplastia   52
25. Traqueostomia   54

Sumário

26 Procedimentos diagnósticos no trato aerodigestório superior   58

27 Microlaringoscopia e broncoscopia (MLB) pediátricas para remoção de corpo estranho   64

28 Fonocirurgia   67

29 Microlaringoscopia e uso de *laser*   70

30 Bolsa faríngea   72

31 Excisão da glândula submandibular   75

32 Parotidectomia superficial   77

33 Excisão de cisto tireoglosso   80

34 Tireoidectomia   82

35 Esvaziamento cervical   86

36 Laringectomia total   91

37 Retalho miocutâneo do peitoral maior   95

38 Retalhos locais   97

39 Otoplastia   102

40 Blefaroplastia   105

41 *Face lift*   108

Índice Remissivo   113

Prefácio

Existem disponíveis vários e excelentes tratados cirúrgicos que proporcionam conhecimento detalhado em nível de especialista e subespecialista. Entretanto, achamos que há necessidade de um guia operatório passo a passo, claro, conciso, o qual o cirurgião em treinamento possa consultar para uma visão geral dos principais procedimentos em Otorrinolaringologia, Cabeça e Pescoço e Plástica Facial. Este livro oferece informação abrangente que permite aos treinandos fazerem, eles próprios, as operações sob supervisão adequada e é suficientemente pequeno para ser carregado com o profissional no dia a dia.

Como uma equipe de autores, aproveitamos a nossa experiência, tanto em nível de treinamento quanto de consultor, e a de colegas dentro da especialidade, para editar um guia prático de como fazer uma cirurgia ter sucesso. Embora diferentes condutas cirúrgicas possam prover resultados igualmente bons, isto está além dos objetivos deste livro-texto. Simplesmente, descrevemos técnicas experimentadas e testadas, as quais consideramos eficazes.

Similarmente, embora tenhamos incluído uma tabela de fácil referência das complicações que devem ser discutidas com o paciente ao obter consentimento, não incluímos uma discussão da anatomia cirúrgica, indicações ou benefícios.

Somos extremamente agradecidos aos nossos coautores pelo auxílio e contribuições, conforme delineado abaixo. Adicionalmente, agradecimentos especiais vão para Nikos Papadimitriou, por sua ajuda nas primeiras fases da escrita, e a Alasdair Mace, por seu valioso auxílio com a revisão desta obra.

Colaboradores

5 – Mr. S. Ahluwalia
5 – Prof. A. Narula
6 – Mr. C. Giddings
14 – Mr. A. Frosh
15, 16 – Mr. C. Georgalas
23, 24 – Mr. K. Ghufoor
34 – Mr. N. Tolley

Tabela de Consentimento

Otologia	Sangramento	Infecção	Otorreia crônica	Perfuração residual	Cicatriz
Capítulo					
1 Colocação de tubo de ventilação	✓	✓	✓	✓	
2 Remoção de lesão da orelha	✓	✓			✓
3 Excisão de fístula pré-auricular	✓	✓			✓
4 Miringoplastia	✓	✓		✓	✓
5 Ossiculoplastia	✓	✓			✓
6 Estapedotomia	✓	✓			✓
7 Mastoidectomia	✓	✓		✓	✓

Rinologia	Sangramento	Infecção	Perfuração septal	Cicatriz	Obstrução nasal
9 MUA de nariz fraturado	✓				✓
10 Septoplastia	✓	✓	✓		✓
11 Cirurgia das conchas inferiores	✓	✓			
Tratamento cirúrgico de epistaxe:					
12 Ligadura da SPA +/- septoplastia	✓	✓	✓		
13 Ligadura da artéria etmoidal anterior	✓	✓		✓	
14 Cirurgia sinusal endoscópica +/- septoplastia	✓	✓	✓		
15 Rinosseptoplastia	✓	✓	✓	✓	✓
16 Rinotomia lateral e maxilectomia medial	✓	✓	✓	✓	
17 Maxilectomia	✓	✓	✓	✓	
18 DCR +/- septoplastia	✓	✓	✓		

Cabeça e pescoço	Sangramento	Infecção	Cicatriz	Traqueostomia	Lesão neural
21 FNAC	✓	✓			XI; mandibular marginal
22 Biópsia de linfonodo	✓	✓	✓		
23 Tonsilectomia e adenoidectomia	✓	✓			
24 Uvulopalatoplastia	✓	✓			
25 Traqueostomia	✓	✓	✓		

Alteração no paladar	Tontura	Perda auditiva	Zumbido	Cofose	Lesão de nervo facial	Cirurgia adicional
						✓
						✓
✓	✓	✓	✓			✓
✓	✓	✓	✓	✓		✓
✓	✓	✓	✓	✓	✓	✓
✓	✓	✓	✓	✓	✓	✓

Rinoliquorreia	Alteração visual	Cirurgia adicional	Tamponamento nasal	Imobilização		
		✓	✓	✓		
			✓			
			✓			
✓		✓	✓		✓	
		✓	✓			
✓	✓	✓	✓			
		✓	✓	✓		
✓	✓	✓	✓	✓		
	✓		✓			✓
✓	✓	✓				

Trauma dentário	Regurgitação nasal	Dor	Perfuração	Recorrência	Cirurgia adicional	Dreno
		✓				
✓	✓	✓				
✓	✓	✓		✓		
		✓				

(Continua)

Cabeça e Pescoço	Sangramento	Infecção	Cicatriz	Traqueostomia	Lesão de nervo
Capítulo					
26 Endoscopia – procedimentos diagnósticos no trato aerodigestório superior	✓	✓			
27 MLB e broncoscopia pediátricas	✓	✓		✓	
28 Fonocirurgia	✓	✓		✓	
29 Microlaringoscopia	✓	✓		✓	
30 Reparo de bolsa faríngea – endoscópico e aberto	✓	✓	✓		Laríngeo recorrente
31 Excisão da glândula submandibular	✓	✓	✓		Mandibular marginal, XII
32 Parotidectomia	✓	✓	✓		VII + sensitivo do nervo auricular magno
33 Excisão de cisto tireoglosso	✓	✓	✓		
34 Tireoidectomia	✓	✓	✓		Laríngeo recorrente e EBSLN
35 Esvaziamento cervical	✓	✓	✓		XI, XII, mandibular marginal
36 Laringectomia + TEP	✓	✓	✓	✓	XI, XII, mandibular marginal

Plástica Facial	Sangramento	Infecção	Cicatriz	Necrose de pele/retalho	Resultado estético insatisfatório
38 Retalhos locais	✓	✓	✓	✓	✓
39 Otoplastia	✓	✓	✓	✓	✓
40 Blefaroplastia	✓	✓	✓		✓
41 *Face lift*	✓	✓	✓		✓

Nota:
Cicatriz: pode ser normal/hipertrófica/queloide
CSF: líquido cerebroespinal
DCR: dacriocistorrinostomia
EBSLN: ramo externo do nervo laríngeo superior
FNAC: biópsia por aspiração com agulha fina
MLB: microlaringoscopia e broncoscopia

MUA: manipulação sob anestesia
SPA: artéria esfenopalatina
TEP: punção traqueoesofágica

Trauma dental	Regurgitação nasal	Dor	Perfuração	Recorrência	Cirurgia abdominal	Dreno
✓		✓	✓		✓	
✓					✓	
✓					✓	
✓					✓	
✓		✓	✓	✓	✓	✓
		✓				✓
		✓				✓
		✓		✓		✓
		✓				✓
		✓				✓
		✓	Vazamento			✓

Incisão incompleta	Lesão neural	Olhos secos	Ectrópio/entrópio	Perturbação visual	Alopecia
✓	Temporal, mandibular marginal				
		✓	✓	✓	
	Ramos motores do facial, sensitivos				✓

Colocação de tubo de ventilação

PASSOS CIRÚRGICOS

1 Posicionamento do paciente
2 Exame com o microscópio
3 Miringotomia
4 Colocação do tubo de ventilação

PROCEDIMENTO

1 Posicionamento do paciente
Posicionar a mesa de operação com a cabeceira elevada. Virar a cabeça do paciente para o lado contrário à orelha a ser operada e colocar o campo fenestrado. ✪

2 Exame com o microscópio
Limpar o meato acústico externo e inspecionar a membrana timpânica. Tomar cuidado para evitar lesão da pele do meato acústico externo.

3 Miringotomia
Usar o bisturi de miringotomia para realizar uma incisão radial no quadrante anteroinferior da membrana timpânica (**1.1**). O comprimento da incisão deve ser equivalente ao diâmetro do flange interno do tubo de ventilação. Qualquer efusão na orelha média deve ser removida com aspiração (ponta calibre 22). ✪✪

4 Colocação do tubo de ventilação
Inserir o tubo de ventilação através da incisão da miringotomia usando uma pinça jacaré (**1.2**). Completar a inserção do tubo de ventilação usando uma agulha levemente curva (**1.3**). Aspirar qualquer sangue ou líquido da luz do tubo de ventilação. Instilar gotas otológicas para evitar bloqueio da luz do tubo de ventilação.

✪ Dica para o cirurgião
Se estiver operando um paciente com síndrome de Down, tomar cuidado com o posicionamento do pescoço porque há maior incidência de instabilidade atlantoaxial.

✪✪ Dica para o cirurgião
Evitar manipular as margens da miringotomia com a ponta do aspirador porque isto pode causar sangramento pós-operatório e timpanosclerose.

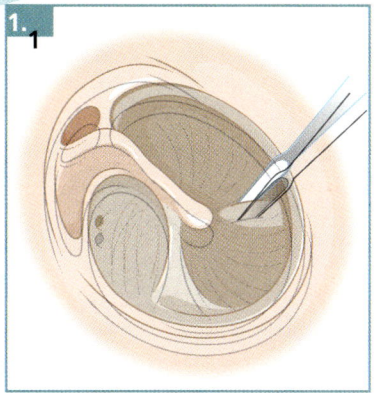

1.1 Membrana timpânica.

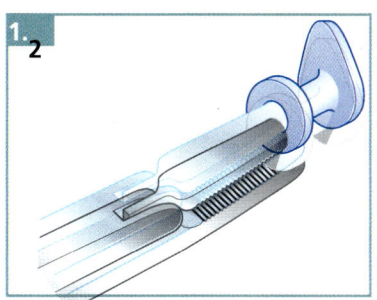

1.2 Introdução do tubo de ventilação.

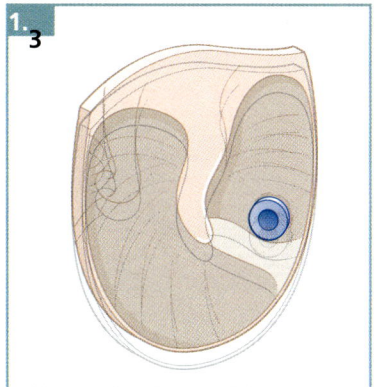

1.3 Colocação completa do tubo de ventilação.

2 Remoção de lesão da orelha — ressecção em cunha

PASSOS CIRÚRGICOS

1. Posicionamento do paciente
2. Colocação dos campos e anestesia local
3. Excisão da lesão
4. Fechamento e curativo

PROCEDIMENTO

1 Posicionamento do paciente
O paciente é colocado em posição supina sobre a mesa de operação, cabeça sobre uma rodilha. Girar a cabeça do paciente para o lado oposto a ser operado. Usar uma caneta marcadora para marcar as margens de ressecção (**2.1**). Comumente, as lesões ocorrem na borda da orelha, e uma excisão em cunha proporciona espaço adequado e um resultado estético razoável. Ver *Tabela 2.1* para margens de excisão necessárias para diferentes lesões.

2 Colocação dos campos e anestesia local
Preparar a pele com solução iodada, utilizando um pedaço pequeno de algodão para evitar que a solução penetre no meato acústico externo. Se o procedimento estiver sendo realizado sob anestesia geral, utilizar um campo que cubra a cabeça; deixar a face exposta se o procedimento estiver sendo feito sob anestesia local. Injetar 2-4 mL de anestésico local e adrenalina na forma de lidocaína 2%, e adrenalina na proporção de 1:80.000, utilizando uma seringa odontológica.

✪ Dica para o cirurgião
Uma vez que você tenha excisado a lesão, excisar uma pequena elipse de cartilagem em cada lado da cunha de modo que você possa obter uma aproximação adequada da pele em ambas as faces, anterior e posterior da orelha.

3 Excisão da lesão
Usar uma lâmina 15 para excisar a lesão conforme marcado, realizando uma incisão de espessura total (**2.2**). Usar um ponto de sutura (seda 2/0) para direcionar a peça para histologia. ✪

4 Fechamento e curativo
Usar prolene 5/0 para suturar as margens de pele anterior e posteriormente, assegurando que as bordas de cartilagem fiquem completamente cobertas. Usar uma gaze parafinada como Jelonet® para preencher os contornos da orelha externa e cobrir a parte pós-auricular da incisão. Aplicar atadura de cabeça.

Tabela 2.1: MARGENS DE EXCISÃO DAS LESÕES

Lesão	Margem de excisão
BCC simples	2-3 mm
BCC morfeiforme	5 mm
SCC de baixo risco	4 mm
SCC de alto risco (*i.e.*, diâmetro > 2 cm ou profundidade > 6 mm)	6 mm
Melanoma maligno	Dependente do estadiamento

BCC: carcinoma de células basais; SCC: carcinoma de células escamosas.

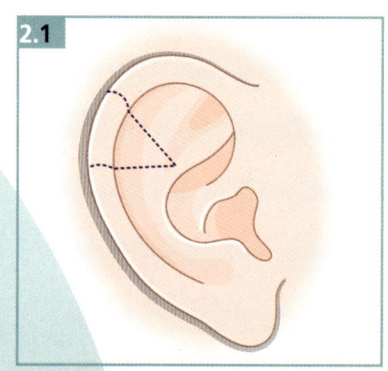

2.1 Marcação da cunha na orelha.

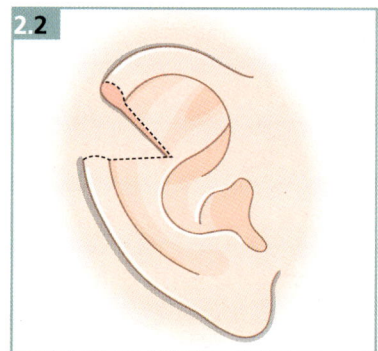

2.2 Excisão em cunha.

3 Excisão de fístula pré-auricular

PASSOS CIRÚRGICOS

1 Posicionamento do paciente
2 Exame com o microscópio
3 Injeção de azul de metileno para definir o trato fistuloso
4 Incisão na pele
5 Excisão do trato fistuloso
6 Fechamento

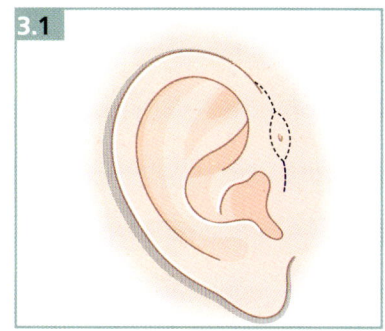

3.1 Excisão de fístula pré-auricular – marcação da incisão.

PROCEDIMENTO

1 Posicionamento do paciente
Posicionar a mesa de operação com a cabeceira elevada. Girar a cabeça do paciente para o lado oposto a ser operado. Marcar uma incisão elíptica em torno da abertura do seio. Preparar a pele com solução iodada e aplicar, firmemente, o campo cirúrgico cobrindo a cabeça do paciente para manter o cabelo fora do campo operatório.

2 Exame com o microscópio
Examinar o meato acústico externo com o microscópio para excluir a presença de um orifício de fístula pré-auricular se abrindo dentro do meato.

3 Injeção de azul de metileno para definir o trato fistuloso
Com uma agulha de ponta romba, injetar delicadamente azul de metileno no trato fistuloso. Explorar a fístula com uma sonda exploradora lacrimal para determinar a direção e extensão do trato sinusal. Alternativamente, pode ser usado um fio grosso de prolene. Injetar na pele cerca de 1-2 mL de lidocaína 2% com adrenalina na proporção de 1/80.000.✪

4 Incisão na pele
Com uma lâmina 15, realizar incisão na pele acompanhando as linhas de tensão da pele relaxada. Levantar retalhos de pele, anteriormente, por 2 cm, e, posteriormente, até o pericôndrio da cartilagem da hélice. Dispor de um assistente para afastar os retalhos de pele com ganchos de pele (**3.1**).

5 Excisão do trato fistuloso
Afastar uma ilha de tecido em torno da abertura do seio com pinça de Allis. Com uma tesoura de íris, dissecar cuidadosamente o trato da fístula através dos tecidos subcutâneos. Tomar cuidado para não romper as paredes da fístula. Caso o fundo da fístula se encontre aderido ao pericôndrio da hélice, excisar um segmento de cartilagem juntamente com a peça.✪✪

6 Fechamento
Assegurar hemostasia. Incisões na pele são fechadas com vicryl 3/0 e prolene 4/0 e aspergidas com um curativo transparente, como Opsite *spray*. Nenhum outro curativo é necessário.

✪ *Dica para o cirurgião*
Tomar cuidado para não danificar as paredes da fístula com a sonda exploradora ou agulha.

✪✪ *Dica para o cirurgião*
Uma sonda exploradora lacrimal pode ser inserida no trato fistuloso para ajudar a identificá-lo quando você estiver dissecando através dos tecidos subcutâneos.

✪✪ *Dica para o cirurgião*
Procurar a coloração azulada do azul de metileno que salienta o trato fistuloso.

4 Miringoplastia

PASSOS CIRÚRGICOS

1. **Posicionamento do paciente**
2. **Exame com o microscópio; reavivar os bordos da perfuração**
3. **Vias de acesso cirúrgicas:**
   - Retroauricular
   - Endaural
   - Permeatal
4. **Colheita do enxerto de fáscia temporal**
5. **Elevação do retalho timpanomeatal**
6. **Posicionamento do enxerto**
7. **Tamponamento e fechamento**

PROCEDIMENTO

1 Posicionamento do paciente
Posicionar a cabeça do paciente sobre uma rodilha, com a cabeceira da mesa de operação elevada. Girar a cabeça do paciente para o lado oposto a ser operado. Realizar tricotomia no local da incisão. Injetar cerca de 10 mL de anestésico local e adrenalina na forma de lidocaína 1%, e adrenalina na proporção de 1/200.000. Preparar a pele com solução iodada e aplicar, firmemente, o campo cirúrgico sobre a cabeça do paciente para manter os cabelos fora do campo operatório.

2 Exame com o microscópio; reavivar os bordos da perfuração
Utilizando o microscópio, limpar o meato acústico externo e avaliar a localização e o tamanho da perfuração. Injetar 1-2 mL de lidocaína 2% e adrenalina, na proporção de 1/80.000, com uma seringa odontológica. Injetar lentamente na margem capilar da pele, desde a posição de 12 horas até a posição de 6 horas (**4.1**). Reavivar as margens da perfuração com instrumento pontiagudo ligeiramente curvo para remover a fina orla de epitélio escamoso da borda da perfuração.

3 Vias de acesso cirúrgicas
Retroauricular
Com uma lâmina 10, realizar incisão na pele 0,5-1 cm posteriormente ao sulco pós-auricular, desde a parede inferior do meato acústico externo, inferiormente, até o nível do arco zigomático, superiormente (**4.2**). Continuar a incisão através dos músculos pós-auriculares até o nível da fáscia temporal, superiormente. Dissecar até a parede posterior do meato acústico externo ósseo. ✪

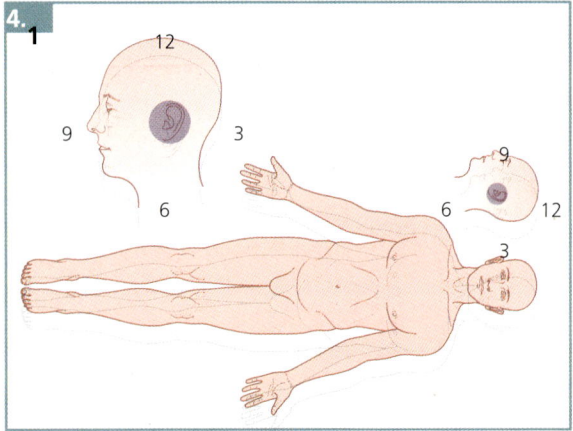

4.1 Mostrador de relógio usado para descrever posições na membrana timpânica ou meato acústico.

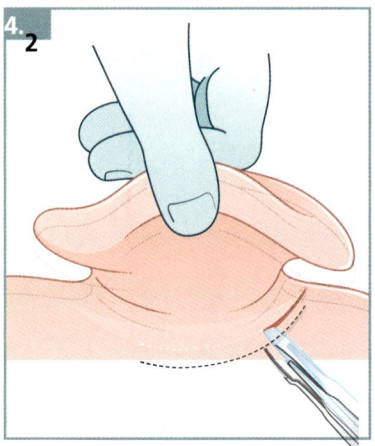

4.2 Incisão retroauricular na pele.

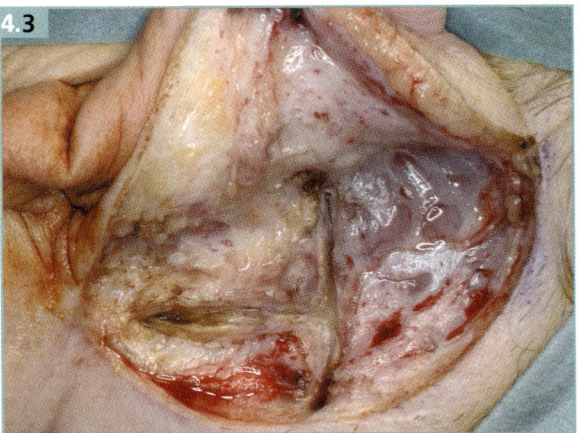

4.3-4.5 Via de acesso retroauricular para miringoplastia.

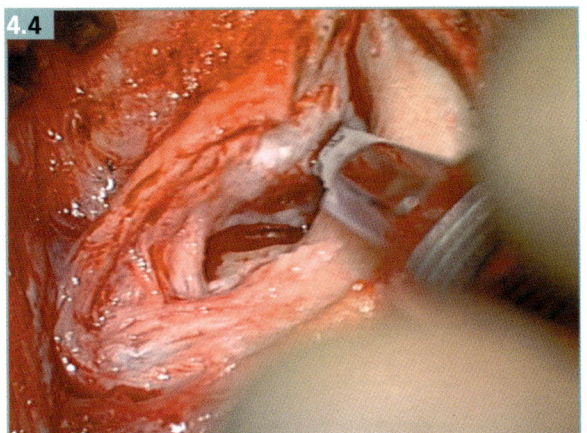
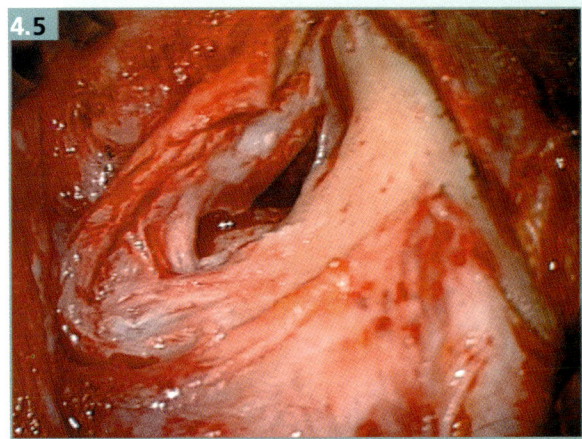

Com uma lâmina 15, realizar incisão em forma de T (**4.3**). Elevar o periósteo com um descolador de Freer, tomando cuidado para não lacerar o periósteo ou a pele do meato acústico externo, especialmente na espinha de Henle. Penetrar a luz do meato acústico externo com uma incisão através da pele do meato (**4.4**, **4.5**). Uma fita de gaze de 0,6 cm é passada através da incisão e as duas extremidades são apreendidas com uma pinça mosquito, afastando-se a pele e o pavilhão auricular, anteriormente. Inserir dois afastadores autostáticos.✪✪

✪ **Dica para o cirurgião**

Segurando o pavilhão auricular entre o polegar e o indicador, com o dedo indicador no meato auditivo externo, afastar o pavilhão da orelha anteriormente. Utilizando um bisturi, angulado a 45° em relação ao crânio, dissecar, anteriormente, neste plano, até a parede posterior do meato acústico externo ósseo. Com isto, evita-se danificar a fáscia temporal ou perfurar a pele do meato acústico externo posterior.

✪✪ **Dica para o cirurgião**

Se a extensão completa da perfuração não puder ser visualizada em razão de um meato acústico externo estreito ou tortuoso, pode ser necessária uma meatoplastia. Ver 7 – Mastoidectomia e meatoplastia.

✪ Dica para o cirurgião

Para evitar danos, não deixar a ponta do aspirador tocar no retalho timpanomeatal. Sempre aspirar por trás do bisturi redondo de canal, ou através de algodão.

✪✪ Dica para o cirurgião

Para evitar danos à cadeia ossicular e à corda do tímpano, começar a elevação do ânulo no quadrante posteroinferior.

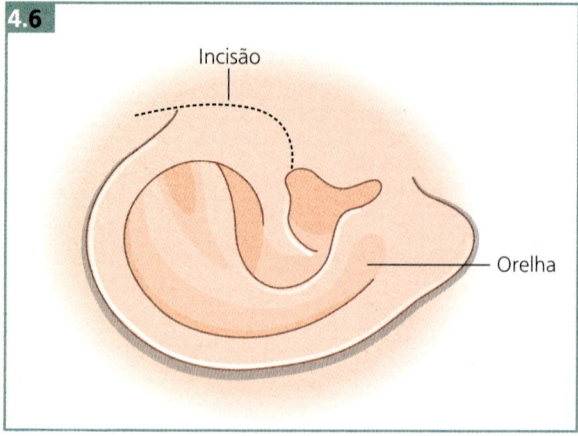

4.6 Via de acesso endaural para miringoplastia.

Endaural

Com lâmina 15, realizar incisão na pele entre o trago e a raiz da hélice, e prolongar superiormente até a fáscia temporal (**4.6**). Tomar cuidado para evitar danos à cartilagem. Com um espéculo de Lempert, prolongar a incisão profundamente através do periósteo, desde o nível do arco zigomático, superiormente, até o teto do meato acústico, por 5 mm. Inserir dois afastadores autostáticos.

Permeatal

Realizar incisão única na linha capilar para acesso à fáscia temporal e uma incisão de retalho timpanomeatal na pele do meato acústico externo.

4 Colheita do enxerto de fáscia temporal

Elevar o couro cabeludo com um afastador de Langenbeck. Dissecar o plano acima da fáscia temporal com tesoura. Incisar a fáscia temporal e separar a fáscia do músculo com um descolador de Freer. Com pinça anatômica e tesoura de íris curva, colher o enxerto (tamanho apropriado ao defeito timpânico). Espalhar o enxerto sobre uma lâmina de vidro para secar.

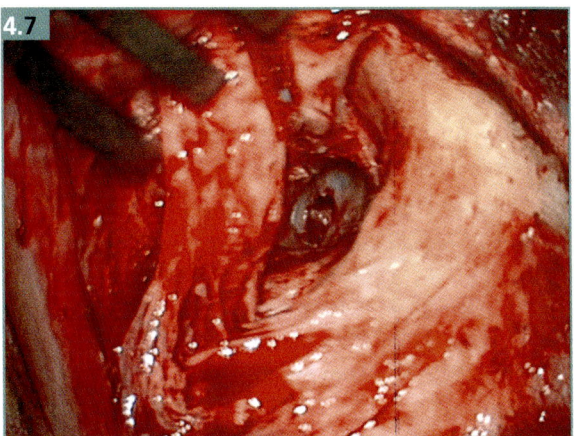
4.7 Elevação do retalho timpanomeatal.

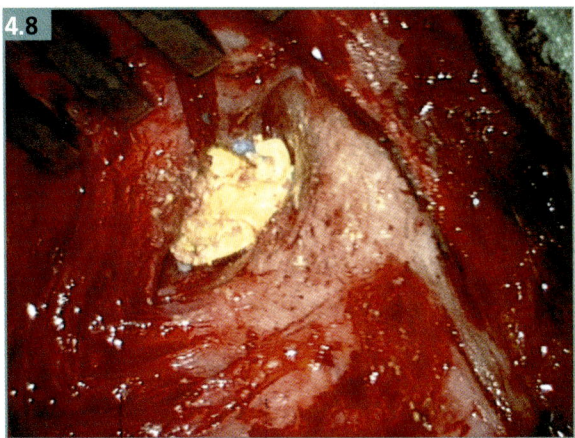
4.8 Fechamento e tamponamento.

5 Elevação do retalho timpanomeatal
Com bisturi redondo de canal de 45°, realizar incisão 10 mm, lateralmente ao ânulo, estendendo-se, das 12 às 6 horas. Utilizar um bisturi de Plester D para realizar duas incisões longitudinais, como mostrado na Figura **4.7**. Com o bisturi redondo de canal, elevar o retalho timpanomeatal até atingir o ânulo.✪

Descolar o ânulo do rebordo anular com um descolador de canal achatado e utilizar um instrumento pontiagudo ligeiramente curvo para acessar o espaço da orelha média. Descolar o ânulo das 12 às 6 horas.✪✪

6 Posicionamento do enxerto
Cortar o enxerto no tamanho adequado. Segurando a borda da frente do enxerto com uma pinça jacaré, posicioná-lo por baixo da membrana timpânica, assegurando que o enxerto cubra a perfuração. Colocar alguns fragmentos de esponja de gelatina absorvível embebidos em sofradex* na orelha média para dar suporte ao enxerto.✪✪✪

7 Tamponamento e fechamento
Tamponar o meato acústico medial com fragmentos de esponja de gelatina absorvível e pasta de parafina bismuto-iodoformada (BIPP) (**4.8**). As incisões na pele são fechadas com vicryl 3/0 e prolene 4/0. Uma atadura de compressão com curativo impregnado de parafina, tal como Jelonet®, gaze, algodão e atadura crepom pode ser aplicada de um dia para o outro.

---

*N. do T.: Sofradex não está disponível no Brasil, sendo um tipo de gota otológica composta por dexametasona, framicetina e gramicidina.

✪✪✪ ***Dica para o cirurgião***
As cartilagens do trago e da concha frequentemente são utilizadas como materiais alternativos de enxerto, especialmente quando é necessário um reforço mais intenso da membrana timpânica. Caso tenha sido utilizada uma via de acesso retroauricular, a cartilagem da concha é facilmente acessível. Ela deve ser adelgaçada a um diâmetro de 2-3 mm com bisturi ou cortador de cartilagem. A cartilagem do trago é mais delgada e pode ser obtida por meio de uma incisão tragal separada.

5 Ossiculoplastia

PASSOS CIRÚRGICOS

1. Posicionamento do paciente
2. Exame com o microscópio, elevação de retalho timpanomeatal
3. Avaliação dos ossículos
4. Escolha da prótese
5. Posicionamento da prótese
6. Tamponamento e fechamento

PROCEDIMENTO

1 Posicionamento do paciente
Posicionar a mesa de operação com a cabeceira elevada. Girar a cabeça do paciente para o lado oposto a ser operado. Instalar um monitor de nervo facial e assegurar que esteja funcionando. Preparar a pele com solução iodada, posicionar firmemente um campo cirúrgico na cabeça do paciente para manter os cabelos fora do campo operatório.

2 Exame com o microscópio, elevação de retalho timpanomeatal
Injetar 1-2 mL de anestésico local e adrenalina na forma de lidocaína 2%, e adrenalina, na proporção de 1/80.000 com uma seringa odontológica. Injetar lentamente na margem capilar da pele da posição de 12 às 6 horas. Com um bisturi descartável de conduto, realizar uma incisão na pele do meato acústico externo, 10 mm lateralmente ao ânulo, estendendo-se das 12 às 6 horas. Com um bisturi de Plester D, realizar duas incisões longitudinais. Com um bisturi de conduto redondo, elevar o retalho timpanomeatal até que o ânulo seja atingido.✪

Levantar o ânulo para fora do rebordo anular com um descolador de conduto achatado e utilizar um instrumento pontiagudo ligeiramente curvo para acessar o espaço da orelha média. Elevar o ânulo das 12 às 6 horas.✪✪

Deslocar o retalho timpanomeatal anteriormente, identificar e preservar a corda do tímpano. Com a cureta de House ou uma broca de diamante de 1 mm, remover osso do *scutum*, caso necessário, para expor a articulação incudoestapediana (ISJ) e a platina do estribo.

3 Avaliação dos ossículos
Excluir qualquer patologia da orelha média. Com um instrumento pontiagudo ligeiramente recurvado, avaliar delicadamente a mobilidade e continuidade ossicular (*Tabela 5.1*). Avaliar, inicialmente, o martelo e checar a mobilidade da ISJ. Não tocar no estribo, propriamente, até que isto tenha sido feito. Depois disso, avaliar a platina do estribo. Com uma pressão delicada sobre a ISJ, avaliar a mobilidade do estribo. Está fixado ou é móvel? Assegurar pelo menos 5 mm de espaço na orelha média para reconstrução, particularmente em casos pós-otite média supurativa crônica.✪✪✪

4 Escolha da prótese
Ver a *Tabela 5.2*, Figuras **5.1** e **5.2**.

5 Posicionamento da prótese, por exemplo, PORP
Usar uma haste de medição para determinar a distância que necessita ser coberta em ponte e aparar a prótese no tamanho adequado com um bisturi. Com a pinça jacaré fina e o instrumento pontiagudo ligeiramente curvo, manipular a prótese delicadamente para o seu lugar e obter um encaixe ajustado. A prótese deve-se assentar confortavelmente sobre a cabeça do estribo. O martelo ou a bigorna deve ser colocado sobre a prótese, assegurando-se que não haja desvio da posição anatômica. Avaliar a continuidade do movimento.

6 Tamponamento e fechamento
Verificar que a prótese não esteja repousando sobre a membrana timpânica, a fim de evitar expulsão da prótese. Inserir um pequeno pedaço de cartilagem tragal entre a membrana timpânica e a prótese. Recolocar o retalho timpanomeatal e tamponar com fragmentos de esponja de gelatina absorvível e BIPP (*ver 4 – Miringoplastia*).

Tabela 5.1: ACHADOS DA ORELHA MÉDIA E OPÇÕES DE TRATAMENTO

Achados prováveis	Opções de tratamento
Fixação da articulação incudoestapediana	Remover a bigorna
Fixação da cabeça do martelo	Remover a cabeça do martelo com saca-bocado
Erosão do LPI	Remover a bigorna
Disjunção da ISJ – pós-traumática	Restabelecer a continuidade
Fixação da platina do estribo	Estapedotomia

ISJ: articulação incudoestapédica; LPI: processo longo da bigorna.

✪ **Dica para o cirurgião**
Nenhuma aspiração direta é utilizada para se evitar uma laceração do retalho.

✪✪ **Dica para o cirurgião**
Para evitar danos à cadeia ossicular e corda do tímpano, iniciar o descolamento do ânulo no quadrante posteroinferior.

✪✪✪ **Dica para o cirurgião**
Tomar cuidado, caso o processo longo da bigorna seja muito estreito, uma vez que isto é, provavelmente, uma pseudoarticulação fibrosa e será comprometida. Se não houver ISJ, a cabeça do estribo pode ser frágil mesmo se parecer normal à primeira inspeção.

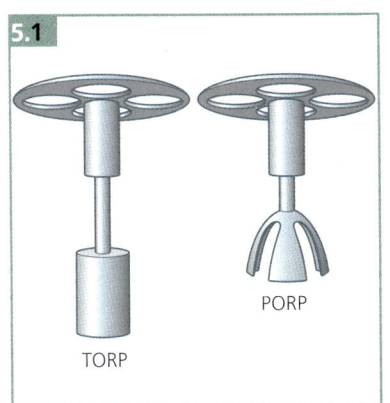

5.1 Próteses ossiculares. TORP: prótese de reconstrução ossicular total; PORP: prótese de reconstrução ossicular parcial.

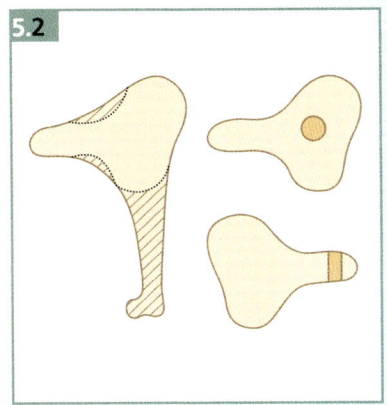

5.2 Transposição da bigorna.

Tabela 5.2: ESCOLHA DA PRÓTESE

Estado dos ossículos			Prótese
Martelo	**Bigorna**	**Estribo**	
Presente	Ausente ou erodida	Intacto	Transposição da bigorna Ou Prótese de bigorna Ou PORP contornando o martelo
Presente	Ausente	Apenas platina presente	Prótese incudoestapediana Ou TORP contornando o martelo
Ausente	Ausente	Intacto	PORP
Ausente	Ausente	Apenas platina presente	TORP
Presente	Presente	Intacto, mas fixado	Estapedotomia

PORP: prótese de reconstrução ossicular parcial; TORP: prótese de reconstrução ossicular total.

6 Estapedotomia

PASSOS CIRÚRGICOS

1. Posicionamento do paciente
2. Via de acesso permeatal
3. Confirmação do diagnóstico e mensuração
4. Luxação da articulação incudoestapediana (ISJ) e remoção da supraestrutura do estribo
5. Fenestração da platina do estribo
6. Posicionamento da prótese
7. Fechamento

PROCEDIMENTO

1 Posicionamento do paciente

Posicionar o paciente sobre uma rodilha com a cabeceira da mesa de operação elevada. Girar a cabeça do paciente para o lado oposto a ser operado. Preparar a pele com solução iodada aquosa na orelha e no meato acústico, e posicionar um campo cirúrgico sobre a cabeça do paciente. Injetar anestésico local na forma de lidocaína 2% com adrenalina, na proporção de 1/80.000, no meato acústico.

2 Via de acesso permeatal

Na maioria dos casos, uma via de acesso permeatal permite acesso adequado; caso contrário, considerar uma incisão endaural.

Fazer uma incisão semicircular a 10 mm do ânulo da posição das 12 horas à posição das 6 horas, com um bisturi redondo de conduto angulado em 45°, levantando um retalho timpanomeatal com o descolador de conduto. Dobrar o retalho para frente, a fim de expor a cavidade da orelha média. Uma cureta fina pode ser necessária para remover o osso sobrejacente ao estribo. O nervo corda do tímpano deve ser preservado, se possível; ocasionalmente pode ser necessário sacrificá-lo para obter acesso. ✪

3 Confirmação do diagnóstico e mensuração

Usar um instrumento pontiagudo levemente recurvado para palpar a cadeia ossicular e confirmar a fixação do estribo. Delicadamente, deve-se tocar no cabo do martelo e observar o movimento reduzido da bigorna e a fixação do estribo. A mensuração da distância desde a platina do estribo até o processo lenticular da bigorna é realizada com a haste de medição (aproximadamente 4,5 mm).

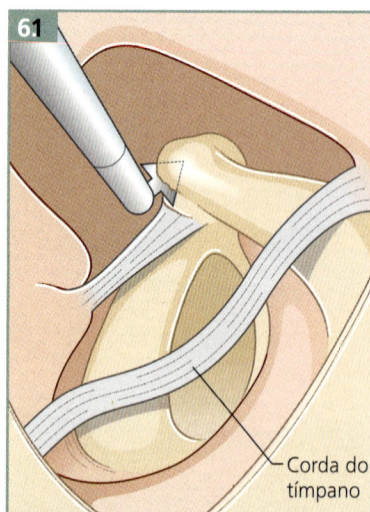

6.1 A articulação incudoestapediana é separada com um desarticulador de bigorna.

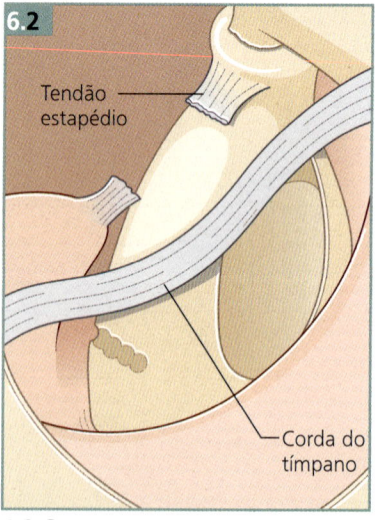

6.2 Crurotomia posterior com laser KTP (a articulação incudoestapediana e o tendão do estapédio já estão seccionados).

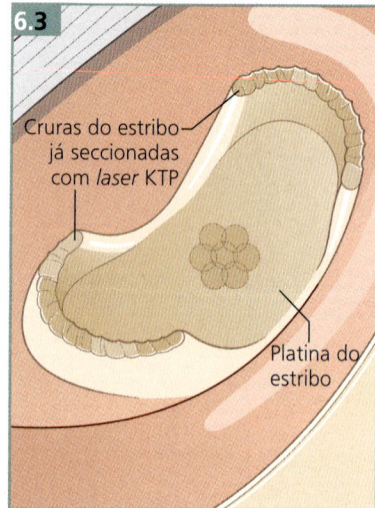

6.3 Fenestração da platina do estribo.

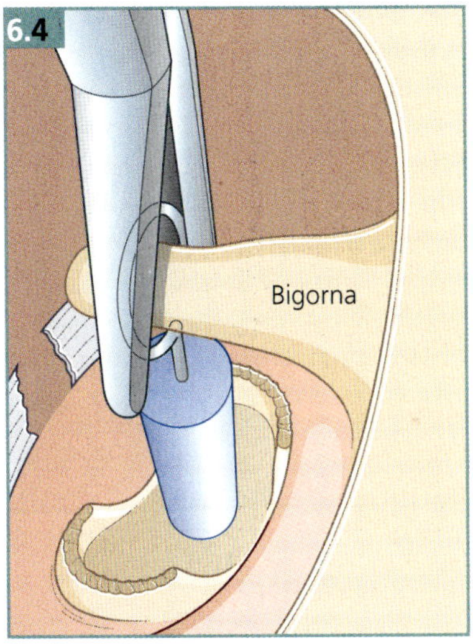

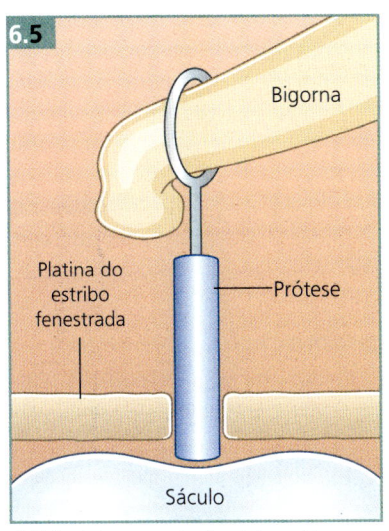

6.4 Fixando a prótese (clampeando-a).   **6.5** Posicionamento final da prótese.

> ✪ **Dica para o cirurgião**
> Um espéculo auricular padrão pode ser fixado no meato acústico externo com um esparadrapo transparente, excisando-se a porção de esparadrapo que cobre a luz do espéculo.

> ✪ **Dica para o cirurgião**
> A curetagem deve ser realizada afastando-se dos ossículos a fim de se evitar dano acidental.

4 Luxação da articulação incudoestapediana (ISJ) e remoção da supraestrutura do estribo

A ISJ é desarticulada. O desarticulador de bigorna (**6.1**) e o tendão do estapédio são seccionados da crura posterior com microtesoura. Com um ângulo reto ou *laser* KTP, as cruras do estribo são fraturadas e a supraestrutura é removida com pinça saca-bocado (**6.2**).✪✪

5 Fenestração da platina do estribo

A fenestração da base do estribo é efetuada com uma broca de Skeeter (broca de diamante de 0,6 mm) ou *laser* KTP. Utilizar irrigação para evitar aquecimento excessivo da broca de Skeeter. Completar a parte final da fenestração com um trépano de 0,6 mm. A fenestração deve ser realizada na metade posterior da platina do estribo; isto evita que a prótese fique em contato com o sáculo (**6.3**).

6 Posicionamento da prótese

Selecionar a prótese apropriada e aparar, se necessário, para se ajustar à medida previamente tomada. Uma pinça jacaré é usada para posicionar cuidadosamente a prótese através da fenestra e para clampear a extremidade livre em torno do processo lenticular da bigorna (**6.4**). Verificar o posicionamento final da prótese palpando a cadeia ossicular (**6.5**). Um plugue de gordura pode ser colocado em torno do local da estapedotomia.

7 Fechamento

Reposicionar o retalho timpanomeatal. No meato acústico, colocar um tamponamento pequeno ou simplesmente pomada Tri-AdCortyl*.

> ✪✪ **Dica para o cirurgião**
> Um laser de KTP pode ser usado para seccionar o tendão do estribo, crura posterior do estribo e para efetuar a fenestração (com técnica em roseta), bem como para clampear o gancho de algumas próteses (p. ex., prótese SMart).

---

*N. do T.: Tri-Ad Cortyl não está disponível no Brasil, sendo composta por acetonido de triancinolona, sulfato de neomicina, gramicidina e nistatina.

7 Mastoidectomia e meatoplastia

PASSOS CIRÚRGICOS

1. Posicionamento do paciente
2. Exame com o microscópio
3. Elevação do retalho timpanomeatal
4. Vias de acesso cirúrgicas:
   – Retroauricular
   – Endaural
5. Colheita do enxerto de fáscia temporal
6. Mastoidectomia cortical
7. Meatoplastia
8. Timpanotomia posterior
9. Posicionamento do enxerto
10. Tamponamento e fechamento

PROCEDIMENTO

1 Posicionamento do paciente

Posicionar a cabeça do paciente sobre uma rodilha, a cabeceira da mesa de operação elevada. Girar a cabeça do paciente para o lado oposto ao lado a ser operado. Instalar um monitor de nervo facial e assegurar-se de que ele esteja funcionando (**7.1**). Realizar tricotomia sobre o local da incisão. Injetar aproximadamente 10 mL de anestésico local e adrenalina na forma de lidocaína 0,5%, e adrenalina na proporção de 1/200.000. Preparar a pele com solução iodada e colocar o campo cirúrgico no paciente, ajustando-o na cabeça de forma a manter os cabelos fora do campo operatório.

2 Exame com o microscópio

Utilizando o microscópio, limpar o meato acústico e avaliar quanto à perfuração, defeitos no ático, bolsa de retração e extensão do colesteatoma. Injetar 1-2 mL de anestésico local na forma de lidocaína 2% com adrenalina na proporção de 1/80.000 com uma seringa odontológica. Injetar lentamente na margem capilar da pele, desde a posição das 12 até 6 horas. ✪

3 Elevação do retalho timpanomeatal

Com o bisturi redondo de canal de 45°, realizar incisão 5-10 mm lateralmente ao ânulo, estendendo-se das 12 às 6 horas. Utilizar um bisturi de Plester D para realizar duas incisões longitudinais. Com o bisturi redondo de canal, elevar o retalho timpanomeatal até que o ânulo seja alcançado ou que seja encontrado o saco do colesteatoma. ✪✪

Descolar o ânulo do rebordo anular com um descolador elevador de canal achatado para penetrar o espaço da orelha média. ✪✪✪

Descolar o ânulo desde as 12 até 6 horas. Com um instrumento pontiagudo recurvado, avaliar a continuidade da cadeia ossicular. Se a cadeia ossicular estiver intacta, mover o martelo causará movimento do processo longo da bigorna, bem como da supraestrutura do estribo. A fim de remover a doença comprometendo a cadeia ossicular, luxar o processo longo da bigorna da supraestrutura do estribo. Na maioria dos casos, o processo longo da bigorna já terá sido erodido por doença.

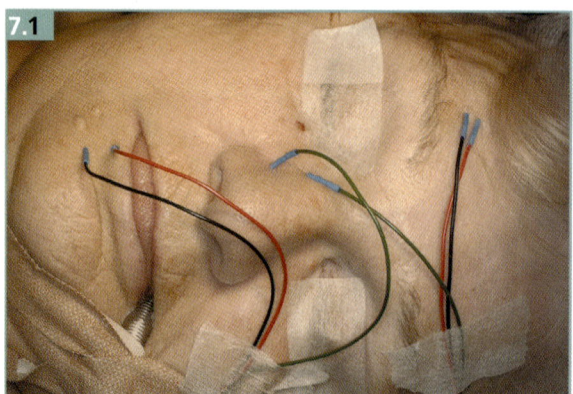

7.1 Monitor de nervo facial no lado direito.

> ✪ **Dica para o cirurgião**
> O relógio da face usado para descrever as posições da membrana timpânica ou meato acústico encontra-se representado na Figura **4.1**.

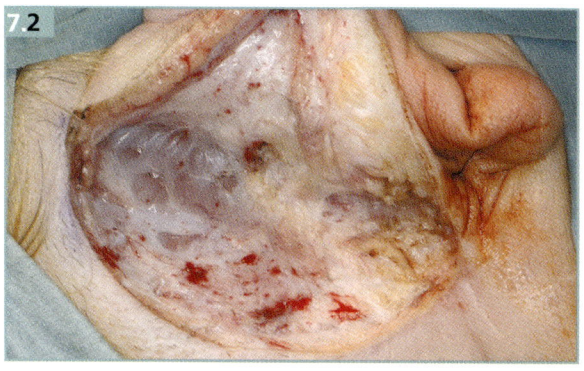

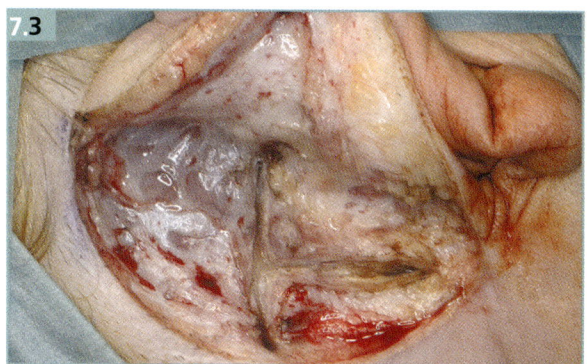

✪✪ **Dica para o cirurgião**

Para evitar lesão, não deixar a ponta do aspirador tocar o retalho timpanomeatal. Sempre aspirar sobre um instrumento, ou através de algodão.

✪✪✪ **Dica para o cirurgião**

Para evitar danos à cadeia ossicular e à corda do tímpano, começar a descolar o ânulo no quadrante posteroinferior.

✪✪✪✪ **Dica para o cirurgião**

Segurando o pavilhão auricular entre o polegar e o indicador, com o indicador no meato auditivo externo, afastar o pavilhão anteriormente. Utilizando um bisturi em angulação de 45° em relação ao crânio, dissecar anteriormente neste plano, até a margem posterior do meato acústico externo ósseo. Isto evita danificar a fáscia temporal ou perfurar a pele do meato acústico externo posterior.

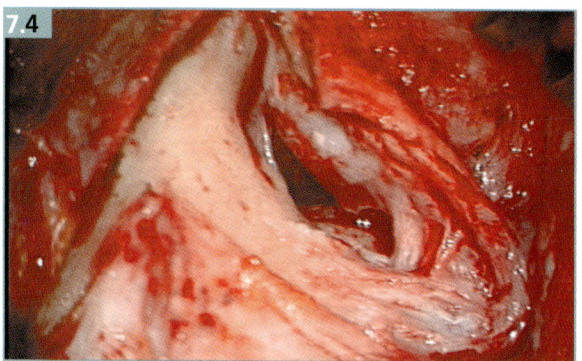

7.2-7.4 Mastoidectomia pela via de acesso retroauricular.

4 Vias de acesso cirúrgicas
Retroauricular

Com lâmina 10, realizar incisão na pele 0,5-1 cm posteriormente ao sulco retroauricular, desde a margem inferior do meato acústico externo, inferiormente, até o nível do arco zigomático, superiormente (como em **4.2**). Continuar a incisão através dos músculos retroauriculares até o nível da fáscia temporal, superiormente. Dissecar até a margem posterior do meato acústico externo ósseo (**7.2**). ✪✪✪✪

Com lâmina 15, realizar incisão em forma de T (**7.3**). Elevar o periósteo com um descolador de Freer, tomando cuidado para não lacerar o periósteo ou a pele do meato acústico externo, especialmente na espinha de Henle. Penetrar a luz do meato acústico externo por uma incisão que atravessa a pele do meato acústico externo (**7.4**). Uma gaze em fita de 0,6 mm é passada pela incisão e as duas extremidades são presas por uma pinça mosquito, afastando a pele e o pavilhão auricular, anteriormente. Inserir dois afastadores autostáticos.

✪ Dica para o cirurgião
Você pode prolongar o extremo superior da incisão além do arco zigomático, se necessário.

Endaural
Com lâmina 15, realizar uma incisão na pele entre o trago e a raiz da hélice, e prolongar superiormente sobre o arco zigomático até a fáscia temporal (como em **4.6**). Tomar cuidado para não danificar a cartilagem. Utilizando um espéculo de Lempert, prolongar a incisão profundamente, através do periósteo, desde o nível do arco zigomático, superiormente, até o teto do meato acústico por 5 mm. Inserir dois afastadores autostáticos.✪

5 Colheita do enxerto de fáscia temporal
Levantar o couro cabeludo com um afastador de Langenbeck. Dissecar o plano acima da fáscia temporal com tesoura. Incisar a fáscia temporal e separá-la do músculo com um descolador de Freer. Utilizar pinça anatômica e tesoura de íris curva para colher o enxerto (tamanho apropriado ao defeito timpânico). Espalhar o enxerto sobre uma lâmina de vidro para secar.

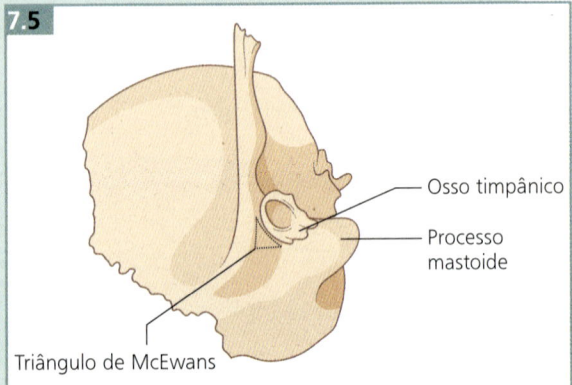

7.5 *Mastoidectomia cortical.*

6 Mastoidectomia cortical
Utilizando uma broca cortante grande (tamanho 6), marcar as margens ósseas da mastoidectomia cortical, utilizando como marcos anatômicos o teto do arco zigomático e a espinha de Henle, criando um triângulo invertido até a extremidade da mastoide (**7.5**, **7.6**). Remover, inicialmente, o osso cortical antes de mudar para uma broca menor (tamanho 4) para remover a estrutura trabeculada da cavidade mastóidea. Expor o *tegmen* timpânico (osso cortical do assoalho da fossa anterior do crânio).

Adelgaçar o osso sobre o seio venoso lateral, utilizando, novamente, a broca paralelamente ao osso cortical. Desgastar anterossuperiormente para expor o ático (**7.7**). Adelgaçar a parede do meato ósseo posterior, tomando grande cuidado para evitar o broqueamento através do osso cortical do canal semicircular lateral. Tendo exposto o ático, identificar o corpo da bigorna. Você completou com sucesso a mastoidectomia cortical.✪✪

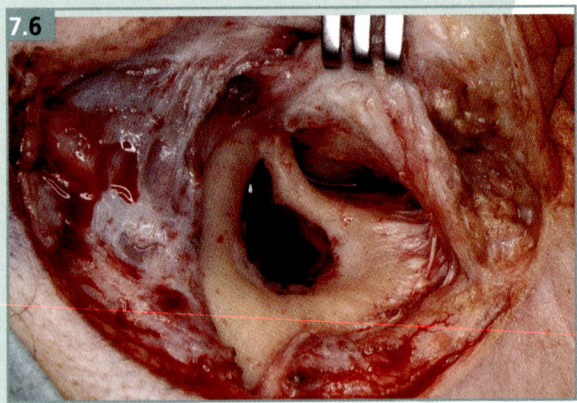

7.6 *Fotografia intraoperatória mostrando o triângulo de McEwan dissecado.*

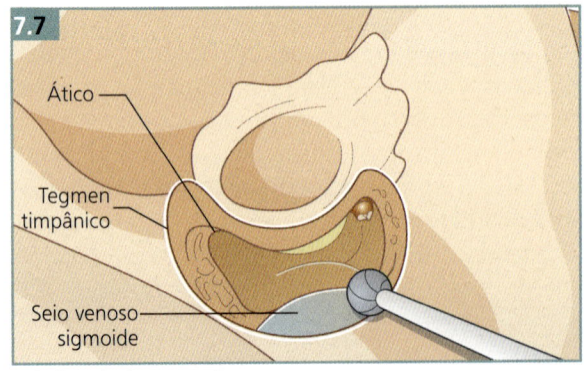

7.7 *Cavidade mastóidea.*

7 Meatoplastia

Caso o meato acústico externo seja muito estreito ou tortuoso, uma meatoplastia poderá ser necessária para fornecer acesso à totalidade da cavidade da orelha média e do ânulo. Espículas ósseas podem ser removidas individualmente para melhorar o acesso, mas frequentemente se faz necessária uma meatoplastia mais completa. Com um bisturi Plester D, realizar incisões longitudinais na pele do meato acústico externo nas posições de 12 e 6 horas, correndo lateralmente desde o retalho timpanomeatal até a junção do meato acústico externo ósseo e cartilaginoso. Afastar os retalhos lateralmente e estabilizá-los por baixo do afastador autostático, ou inserir uma sutura de tração temporária.

Uma vez o que osso tenha sido exposto, utilizar uma broca cortante tamanho 2 ou 3 para alargar o meato acústico auditivo externo. A fim de evitar abrir inadvertidamente a fossa glenoide e a articulação temporomandibular, deve-se incialmente remover o osso anterossuperior e anteroinferiormente, em uma forma "de rim ou de feijão". A seguir, cuidadosamente deve-se desgastar a ponte de osso deixada entre as duas, certificando-se de deixar uma camada fina de osso sobre as fibras da articulação temporomandibular.

8 Timpanotomia posterior

Com uma broca cortante pequena (tamanho 2), adelgaçar cuidadosamente a parede posterior do meato. Utilizar o canal semicircular lateral e o corpo da bigorna como marcos anatômicos (**7.8**). Iniciar junto à bigorna e mover-se inferiormente. A largura de dissecção é de aproximadamente 1 m, e o comprimento de 2-3 mm. Quando o osso estiver adequadamente adelgaçado, a cavidade da orelha média pode ser penetrada medialmente ao ânulo, no nível do recesso facial. Você completou com sucesso a timpanotomia posterior. Toda doença pode agora ser removida.✪✪✪

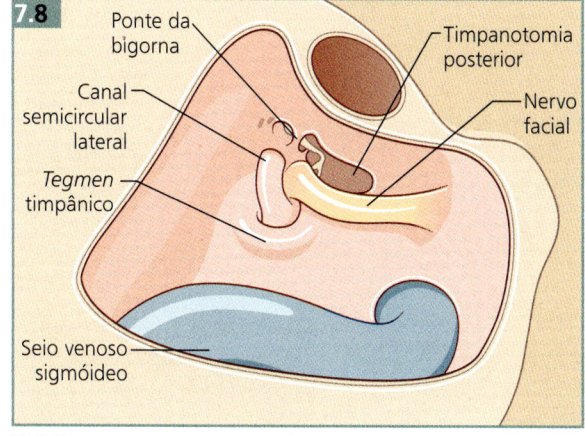

7.8 Timpanotomia posterior direita.

✪✪ *Dica para o cirurgião*

Para evitar perfurar o tegmen, utilizar a broca em uma direção paralela ao osso cortical. Ocasionalmente a dura-máter pode ser exposta, contanto que ela não seja violada, nenhuma ação adicional é necessária.

✪✪✪ *Dica para o cirurgião*

Com a complementação da timpanotomia posterior, um endoscópio rígido de 30° pode ser inserido para inspeções quanto a qualquer doença residual.

✪ Dica para o cirurgião

O tratamento de mastoidite complicada por um abscesso subperiosteal pode exigir a inserção emergencial de um tubo de ventilação e drenagem do abscesso. Utilizar a incisão na pele descrita anteriormente e executar cautelosamente uma mastoidectomia cortical; o procedimento é completado quando a secreção mucopurulenta for eliminada.

✪ Dica para o cirurgião

Caso uma meatoplastia tenha sido efetuada, o tamponamento do meato acústico pode ter de ser trocado e mantido por mais 2-3 semanas na primeira revisão pós-operatória, a fim de prevenir estenose do meato acústico externo.

9 Posicionamento do enxerto

Cortar o enxerto no tamanho. Segurando a margem anterior do enxerto com pinça jacaré, posicioná-lo por baixo da membrana timpânica, assegurando que o enxerto cubra o defeito. Colocar alguns fragmentos de esponja de gelatina absorvível embebida em sofradex na orelha média, para dar suporte ao enxerto. Reposicionar os retalhos timpanomeatais.

10 Tamponamento e fechamento

Tamponar o meato acústico medial com fragmentos de esponja de gelatina absorvível e/ou pasta de parafina bismuto-iodoformada (BIPP). As incisões de mastoidectomia são fechadas com vicryl 3/0 no periósteo e prolene 4/0 na pele. Uma atadura de compressão com gaze parafinada, como Jelonet®, gaze, algodão e atadura crepom é aplicada de um dia para o outro.✪

8 Colocação de implante coclear

PASSOS CIRÚRGICOS

1. Posicionamento do paciente
2. Incisão retroauricular
3. Mastoidectomia cortical
4. Timpanotomia posterior
5. Escultura do leito para o receptor
6. Cocleostomia
7. Inserção do implante (+/– testagem)
8. Fechamento

PROCEDIMENTO

1 Posicionamento do paciente

Posicionar a mesa de operação com a cabeceira elevada. Girar a cabeça do paciente para o lado oposto a ser operado. Instalar um monitor de nervo facial e assegurar que ele esteja funcionando (como mostrado em **7.1**). Realizar tricotomia sobre o local da incisão. Injetar aproximadamente 10 mL de anestésico local e adrenalina na forma de lidocaína 0,5%, e adrenalina na proporção de 1/200.000. Preparar a pele com solução iodada e colocar o campo fixando-o firmemente na cabeça do paciente, de forma a manter os cabelos fora do campo operatório. Utilizar um curativo *opsite* para estabilizar o pavilhão auricular anteriormente, vedando o meato acústico externo do local da incisão cirúrgica. ✪

2 Incisão retroauricular

Com uma lâmina 10, realizar uma incisão na pele no sulco retroauricular, desde a margem inferior do meato acústico externo, inferiormente, e em seguida estendendo-se verticalmente na direção do couro cabeludo, até imediatamente distal à extremidade do pavilhão auricular (**8.1**). Continuar a incisão através dos músculos retroauriculares até a profundidade do perióstreo, inferiormente, e até o nível da fáscia temporal, superiormente. Com uma lâmina 15, realizar uma incisão paralela no perióstreo, 1 cm posterior à incisão na pele. Descolar o perióstreo anteriormente com um descolador de Freer, tomando cuidado para não lacerar o perióstreo ou a pele do meato acústico externo, especialmente na altura da espinha de Henle. Expor o teto do meato acústico externo.

3 Mastoidectomia cortical

Com uma broca cortante grande (tamanho 6), marcar as margens ósseas da mastoidectomia cortical, utilizando como marcos anatômicos a raiz do arco zigomático e a espinha de Henle, criando um triângulo invertido até a extremidade do mastoide (ver **7.5**, **7.6**). Primeiro deve-se remover o osso cortical antes de trocar a broca por uma menor (tamanho 4) para remover as estruturas trabeculadas da cavidade mastóidea. Expor o *tegmen tympani* (osso cortical do asoalho da fossa anterior do crânio).

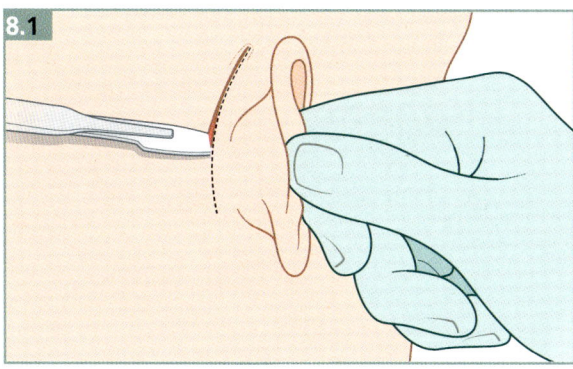

8.1 Incisão retroauricular.

✪ Dica para o cirurgião

A fim de minimizar o risco de infecção, usar a técnica de duas luvas para preparar e colocar campos no paciente, em seguida descartar o par externo de luvas.

✪ **Dica para o cirurgião**
Para evitar perfurar o tegmen, utilizar a broca em uma direção paralela ao osso cortical. Ocasionalmente a dura-máter pode ser exposta, contanto que ela não seja rompida, nenhuma ação adicional é necessária.

✪✪ **Dica para o cirurgião**
Procurar não romper a tábua interna de osso do crânio ao perfurar o leito do receptor. Em crianças pequenas com crânio muito delgado, isto pode ser impossível de evitar. Neste caso, proteja a dura-máter subjacente com um aspirador de Freer enquanto você broca.

✪✪ **Dica para o cirurgião**
Alguns implantes não exigem que mais de um leito seja esculpido para o receptor, que poderá ser posicionado diretamente abaixo do periósteo.

Desgastar anterossuperiormente para expor o ático (ver **7.8**). Adelgaçar a parede posterior do meato ósseo, tomando muito cuidado para evitar perfurar através do osso cortical do canal semicircular lateral. Tendo exposto o ático, identificar o corpo da bigorna. A mastoidectomia cortical para um implante coclear pode ser menos extensa do que em casos de doença da orelha média, contanto que o canal semicircular lateral e o processo curto da bigorna sejam identificados. ✪

4 Timpanotomia posterior
Deixando uma pequena ponte óssea de bigorna, realizar a timpanotomia posterior com uma broca cortante curva 1,5 (se disponível), ou 2 mm e, em seguida, com uma broca reta padrão de 1 mm. Iniciar o broqueamento junto à bigorna e progredir inferiormente. A largura de dissecção é de aproximadamente 1 mm e o comprimento de 2-3 mm. Quando o osso é adequadamente adelgaçado, a cavidade da orelha média pode ser penetrada medialmente ao ânulo. Saucerizar a timpanotomia posterior para fornecer tanto espaço quanto seja possível, conforme mostrado na Figura **8.2**.

5 Escultura do leito
Utilizar um descolador de Freer para criar uma bolsa perióstica para o processador. A bolsa deve ser realizada a 45° posterossuperiormente ao meato acústico externo (**8.3**). Brocar o leito com uma broca cortante de 4 mm e utilizar uma broca cortante de 2 mm para criar um canal desde o leito do pacote até a mastoidectomia cortical. Alguns cirurgiões perfuram dois orifícios para suturas, a fim de fixar o receptor no local. ✪✪

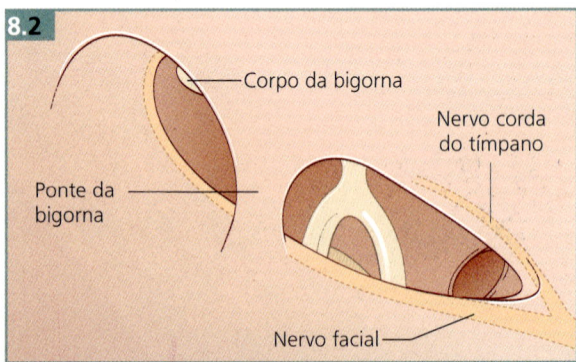

8.2 Timpanotomia posterior.

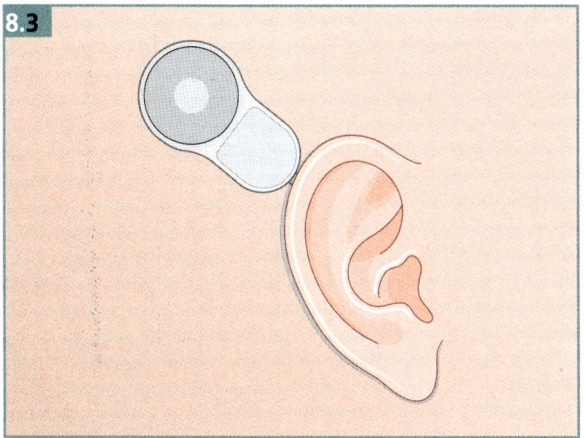

8.3 Leito do receptor.

6 Cocleostomia

Com uma broca de diamante curva de 1 mm, efetuar a cocleostomia através da timpanotomia posterior. A cocleostomia deve ser executada anteroinferiormente à janela redonda (**8.4**). Continuar brocando até que a coloração branca do endósteo seja visualizada. Procurar manter o endósteo intacto para minimizar o trauma sobre a cóclea – a técnica de "cirurgia suave".

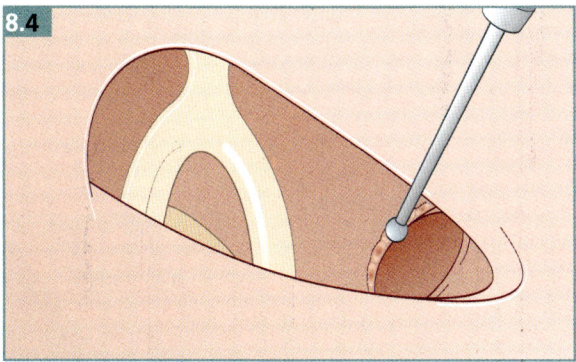

8.4 Cocleostomia.

7 Inserção do implante (+/– testagem)

Troque suas luvas para minimizar qualquer risco de infecção do aparelho. Posicionar o processador abaixo da fáscia temporal na cavidade óssea (caso esta tenha sido esculpida). Incisar o endósteo coclear. Inserir o eletrodo utilizando o dispositivo de inserção até o ponto marcado. Utilizar fáscia ou músculo para tamponar a cocleostomia em torno do implante. Ancorar os fios dos eletrodos na timpanotomia posterior e córtex mastóideo utilizando cera de osso.

8 Fechamento

O fechamento é feito em camadas com vicryl 3/0 e monocryl 4/0, seguidos por *steri-strips*. Realizar teste de resposta neural, se necessário. Aplicar faixa na cabeça.

9 Manipulação sob anestesia do nariz fraturado (Redução fechada de fratura nasal aguda)

PASSOS CIRÚRGICOS

1. Avaliação da deformidade
2. Desimpactação e redução da fratura dos ossos nasais
3. Manipulação do septo, se necessário
4. Curativo e tamponamento, se necessário

PROCEDIMENTO

1 Avaliação da deformidade
Avaliar a deformidade posicionando-se de pé à cabeceira da mesa e observando ao longo da ponte nasal. A anatomia nasal é mostrada na Figura **9.1**.

2 Desimpactação e redução da fratura dos ossos nasais
Desimpactar ossos nasais pressionando primeiro sobre o lado do osso nasal afundado. Colocar as polpas de ambos os polegares na base do osso nasal e pressionar medialmente. Uma vez os ossos estejam móveis, manipulá-los para a linha mediana e fechar qualquer deformidade de teto aberto (**9.2**). Utilizar pinça de Walsham para suspender os ossos nasais, caso os mesmos tenham colapsado medialmente. Pontas de borracha na parte externa da pinça protegem a pele facial.

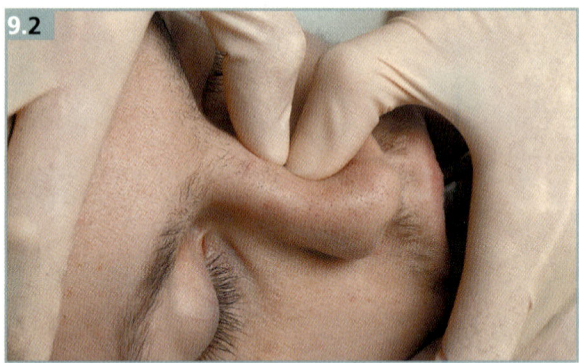

9.2 Desimpactando a fratura do osso nasal.

3 Manipulação do septo, se necessário
Utilizar pinça de Asch para manipular pequenos desvios do septo. Efetuar septoplastia em desvios septais graves (ver 10 – Septoplastia). ✪

4 Curativo e tamponamento, se necessário
Inserir tampões intranasais para dar suporte aos ossos nasais excessivamente móveis. Utilizar fita *elastoplast* na pele sobre o dorso nasal, ou gesso, caso os ossos nasais estejam excessivamente móveis.

✪ Dica para o cirurgião
A não ser que o desvio septal seja muito grave, é melhor aguardar alguns meses até que todo edema tenha se resolvido.

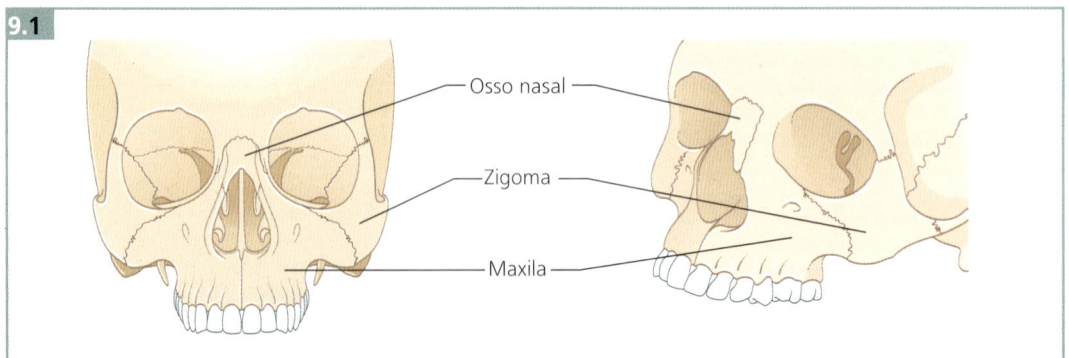

9.1 Anatomia óssea nasal.

10 Septoplastia

PASSOS CIRÚRGICOS

1. Posicionamento do paciente
2. Avaliação da deformidade e do suporte da ponta
3. Incisão e descolamento de retalhos mucopericondrais
4. Mobilização da cartilagem quadrangular
5. Excisão da lâmina perpendicular do etmoide e esporões do vômer
6. Correção da deformidade cartilaginosa
7. Excisão de esporões da crista maxilar
8. Tamponamento e fechamento

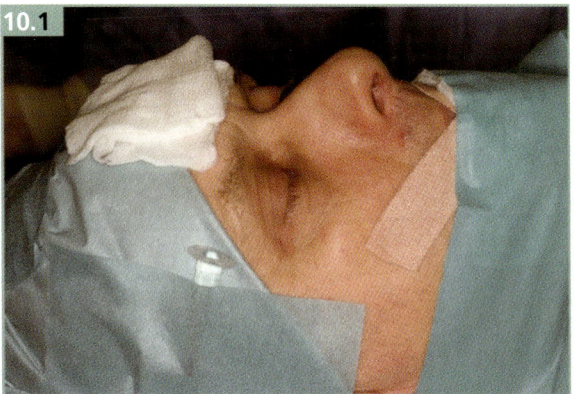

10.1 Posicionamento do paciente.

PROCEDIMENTO

1 Posicionamento do paciente

Solução de Moffatt, ou uma alternativa, é aplicada em ambas as fossas nasais do paciente anestesiado 10 minutos antes do procedimento. Colocar campos cirúrgicos no paciente, com um campo para a cabeça. Posicionar a mesa de operação com elevada cabeceira (**10.1**).

2 Avaliação da deformidade e do suporte da ponta

Utilizando um espéculo de Killian, avaliar a deformidade septal. Verificar se a ponta nasal possui suporte adequado e palpar o septo para confirmar se a cartilagem quadrangular está intacta.

Injetar anestésico local na forma de lidocaína 2% com adrenalina, na proporção de 1/80.000, utilizando uma seringa odontológica no 1/3 anterior do septo; normalmente 2-3 cartuchos são necessários. Injetar no plano subpericondral para obter dissecção exangue. ✪

✪ **Dica para o cirurgião**

Deformidades frequentemente se devem a excesso de cartilagem, anteriormente, que necessita ser excisada, conquanto se mantenha o suporte da ponta.

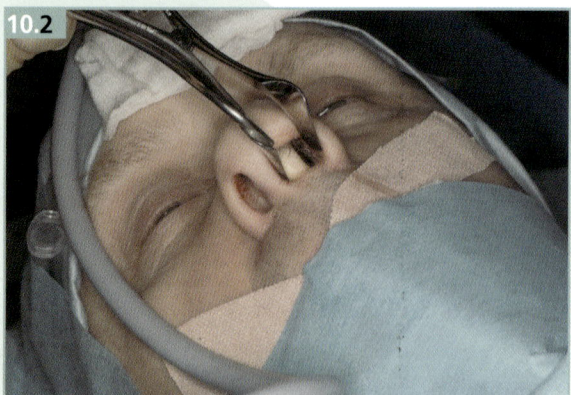

10.2 Local da incisão de hemitransfixação esquerda.

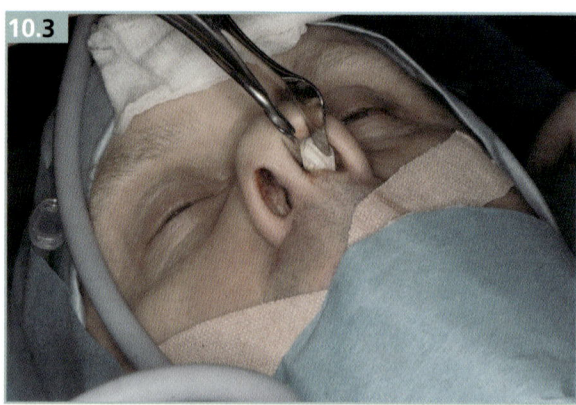

10.3 Margem anterior da cartilagem quadrangular exposta.

3 Incisão e descolamento dos retalhos mucopericondrais

Constitui prática do autor sênior sempre efetuar uma incisão de hemitransfixação esquerda. Utilizar um espéculo de Killian para estabilizar a pele vestibular e a mucosa septal (**10.2**). Com uma lâmina 15, realizar uma incisão vertical através da mucosa e pericôndrio até a cartilagem. Esta incisão de hemitransfixação deve ser realizada ao longo da margem anterior da cartilagem quadrangular, isto é, a margem de avanço (**10.3**).

Uma tonalidade azulada brilhante caracteriza a cartilagem e mostra que o plano subpericondral foi alcançado. Utilizando espéculo de Killian e descolador de Freer, descolar o retalho mucopericondral esquerdo até a junção osteocartilaginosa, com a lâmina perpendicular do etmoide posteriormente.✪

Continuar a dissecção inferiormente sobre o vômer. A seguir dissecar anteriormente, ao longo da margem inferior da cartilagem quadrangular, no sentido posteroanterior. Assegurar-se de que a crista maxilar seja completamente exposta (**10.4** mostra a anatomia septal).

4 Mobilização da cartilagem quadrangular

Com um descolador de Freer, deslocar a cartilagem quadrangular da lâmina perpendicular do etmoide e do vômer, posteriormente. Deslocar a cartilagem quadrangular da crista maxilar, inferiormente, com um descolador de Freer ou instrumento *hockey stick*, deixando, se possível, a coluna anterior fixada à espinha maxilar, para fornecer suporte à ponta.

5 Excisão da lâmina perpendicular do etmoide e esporões do vômer

Com um descolador de Freer, descolar o retalho mucoperiosteal posterior, bilateralmente, e remover uma faixa anterior de osso para possibilitar à cartilagem mover-se livremente. Ressecar quaisquer esporões ósseos que causem obstrução funcional usando pinças do tipo *punch*, por exemplo, pinça de Jansen–Middleton.✪✪

✪ **Dica para o cirurgião**
É mais fácil descolar o retalho mucopericondral superiormente, uma vez que ele é menos aderente à cartilagem nessa região.

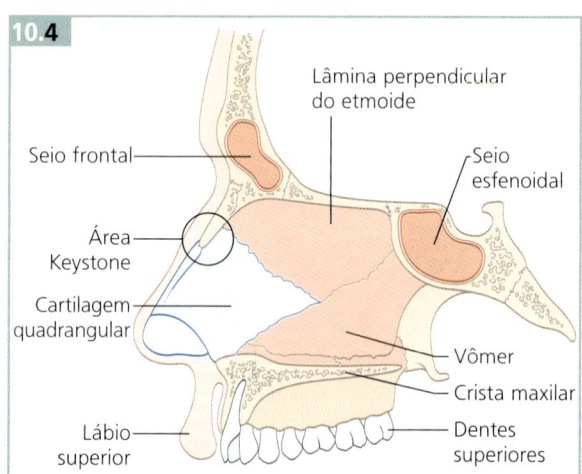

10.4 Anatomia do septo.

6 Correção da deformidade cartilaginosa

Apresentar a margem anterior da cartilagem quadrilateral através da incisão de hemitransfixação e, se a cartilagem for desviada em razão da altura excessiva, excisar uma fita inferior de cartilagem quadrangular com lâmina 15. Tomar cuidado para não reduzir a altura da cartilagem quadrilátera anteriormente, caso contrário o suporte da ponta será comprometido. Excisar quaisquer linhas de fratura (**10.5**).✪✪✪

7 Excisão de esporões da crista maxilar

Usar martelo e goiva "rabo-de-peixe" para remover esporões da crista maxilar (**10.6**).

8 Tamponamento e fechamento

Reavaliar o septo e assegurar-se de que não haja deformidades residuais. Verificar se os retalhos mucopericondrais se encontram intactos e se o suporte da ponta é adequado. Caso a cartilagem quadrangular tenha sido destacada da espinha maxilar, utilizar uma sutura de PDS 4/0 para refixar a cartilagem na espinha nasal anterior. Passar a agulha através da cartilagem quadrangular e mucosa, bilateralmente; a seguir, incluir o periósteo da crista maxilar no lado ipsolateral e depois contralateral, e suturar.

Fechar a incisão com vicryl rapide 4/0 e usar sutura de colchoneiro *(quilting)* para minimizar o risco de hematoma pós-operatório.

O autor sênior não usa, rotineiramente, tampões nasais, mas caso haja um sangramento excessivo, o tamponamento minimizará o risco de hematoma pós-operatório.

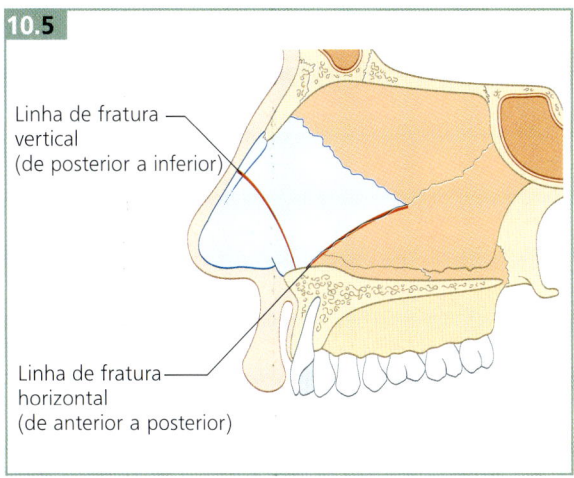

10.5 Linhas de fratura no septo.

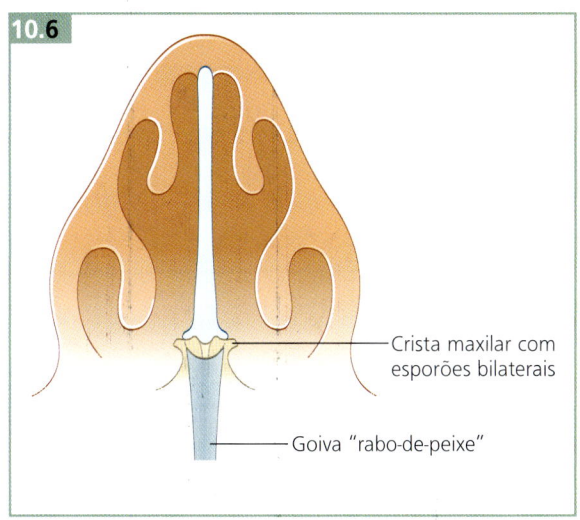

10.6 Excisão de esporão da crista maxilar com goiva "rabo-de-peixe".

✪✪ Dica para o cirurgião

Tomar cuidado para deixar a área de Keystone intacta, onde a junção osteocartilaginosa se une aos ossos nasais.

✪✪✪ Dica para o cirurgião

Realizar incisões em série na superfície côncava da cartilagem quadrangular pode melhorar pequenas deflexões. Utilizar uma lâmina 15 para incisar seriadamente o pericôndrio.

11 Cirurgia das conchas inferiores

PASSOS CIRÚRGICOS

1. Posicionamento do paciente
2. Exame das cavidades nasais
3. a. Diatermia submucosa
3. b. Diatermia linear
3. c. Luxação
3. d. Turbinoplastia

PROCEDIMENTO

1 Posicionamento do paciente
Solução de Moffatt *(Tabela 11.1)*, ou uma alternativa, é aplicada em ambas as fossas nasais do paciente anestesiado 10 minutos antes do procedimento. Colocar campos cirúrgicos no paciente, incluindo um campo para a cabeça, e posicionar a mesa de operação com a cabeceira elevada. ✪

2 Exame das cavidades nasais
Utilizar um endoscópio rígido para examinar ambas as cavidades nasais.

3a Diatermia submucosa
Inserir uma agulha de diatermia monopolar de Abbey por via submucosa ao longo do comprimento da concha inferior, evitando contato com o periósteo. Cauterizar enquanto se retira lentamente a agulha. Repetir a inserção e cauterização 2 a 3 vezes (**11.1**, **11.2**). ✪✪

3b Diatermia linear
Aplicar uma agulha de diatermia monopolar de Abbey ao longo da superfície da concha inferior. Cauterizar enquanto se retira lentamente a agulha. Repetir a cauterização 2 a 3 vezes.

✪ Dica para o cirurgião
Diversas modalidades alternativas estão disponíveis, incluindo ablação com laser e tratamento com radiofrequência, mas estes estão além dos objetivos deste livro.

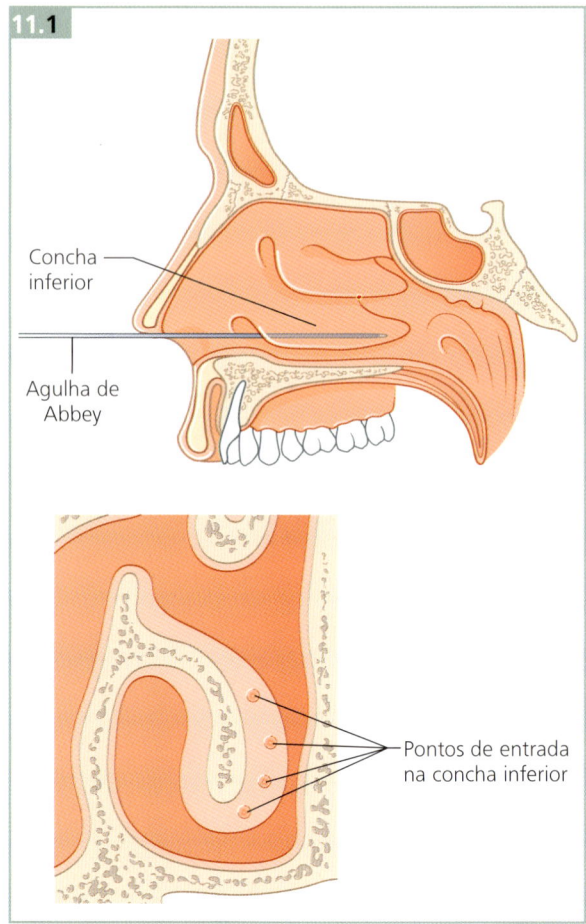

11.1 Diagrama mostrando a inserção de uma agulha de Abbey ao longo de toda a extensão da concha inferior.

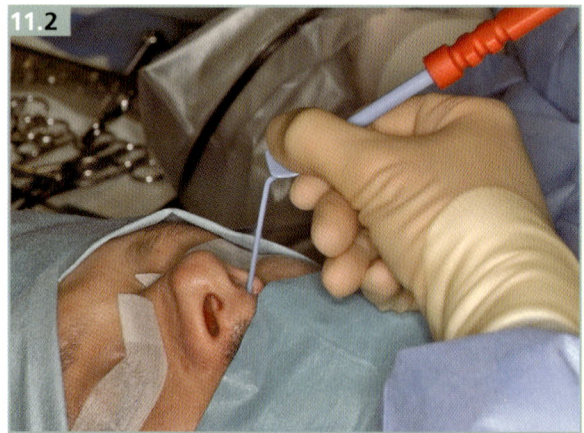

11.2 Diatermia submucosa.

3c Luxação

Com um descolador de Hills, aplicar pressão na face lateral da extremidade anterior da concha inferior e medializá-la. Repetir o procedimento 4 a 5 vezes ao longo do comprimento da concha. Uma vez que a concha tenha sido mobilizada, deve-se utilizar delicadamente um descolador de Hills para lateralizá-la (**11.3, 11.4**). ✪✪✪

3d Turbinoplastia

Utilizando microdesbridador ou bisturi em foice, realizar uma incisão ao longo da margem inferior da concha inferior. Utilizar um descolador de Freer ou de Cottle para descolar o mucoperiósteo, separando-o do osso da concha, e remover o osso com uma pinça de Blakesley. Reaproximar as margens, e tamponar com uma lâmina hemostática absorvível, como o Surgicel® – esta pode ser removida ambulatorialmente, em 1 semana – ou um curativo absorvível.

✪✪ *Dica para o cirurgião*

A fim de evitar lesão térmica da pele ou mucosa, evitar qualquer contato entre a ponta de diatermia e outros instrumentos cirúrgicos, e sempre utilizar um espéculo nasal isolado.

✪✪✪ *Dica para o cirurgião*

Aplicar creme nasal com antibiótico nas cavidades nasais ao término do procedimento. O tamponamento nasal não é necessário rotineiramente.

Tabela 11.1: SOLUÇÃO DE MOFFATT

Preparação	Comentários
5 mL de solução contendo: • 1 mL adrenalina 1/1.000 • 2 mL cocaína 10% • 2 mL bicarbonato de sódio 8,4%	• Solução de Moffatt é geralmente preparada e instilada pelo anestesista • Outras alternativas podem ser consideradas, uma vez que ela possui uma toxicidade potencial, particularmente para pacientes cardíacos • Alternativas incluem Otrivine (xilometazolina) ou adrenalina

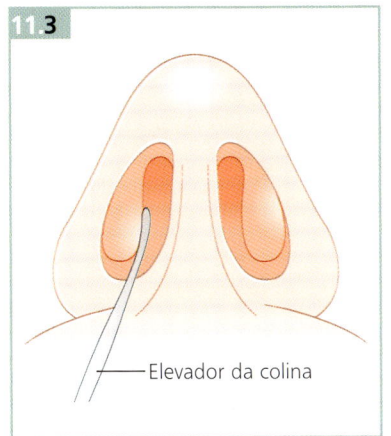

Elevador da colina

11.3, 11.4 Luxação da concha inferior.

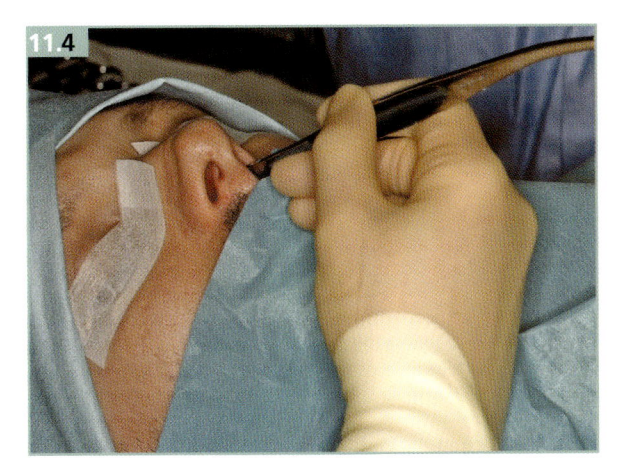

12 Ligadura endoscópica de artéria esfenopalatina

PASSOS CIRÚRGICOS

1. Posicionamento do paciente
2. Identificação da artéria esfenopalatina (SPA)
3. Ligadura da SPA

PROCEDIMENTO

1 Posicionamento do paciente
Solução de Moffatt, ou uma alternativa, é aplicada em ambas as fossas nasais do paciente anestesiado 10 minutos antes do procedimento. Colocar campos cirúrgicos no paciente, incluindo um campo para a cabeça, mantendo os olhos expostos. Posicionar a mesa de operação com a cabeceira elevada.

2 Identificação da SPA
Remover tamponamentos apenas quando o paciente estiver anestesiado e você estiver pronto para começar o procedimento com todo o equipamento à disposição. Examinar a narina relevante com um endoscópio nasal rígido de 4 mm e 0°. Infiltrar 1-2 mL de lidocaína 2% com adrenalina na proporção de 1/80.000 na região da inserção posterior da concha média. Com uma lâmina 15, realizar incisão na mucosa vertical de 1 cm ao longo da parede nasal lateral, 1 cm posterior ao meato médio (**12.1**).✪

Utilizar um descolador de Freer para descolar um retalho de mucosa da parede nasal lateral até a crista etmoidal. Cuidadosamente, continuar o descolamento para expor a AEP e o nervo. Curetagem da crista etmoidal pode ser necessária.

3 Ligadura da SPA
Ligar a SPA com clampes de ligadura vascular (**12.2**). Diatermia bipolar endoscópica também pode ser utilizada. Reposicionar o retalho mucoperiosteal.✪✪

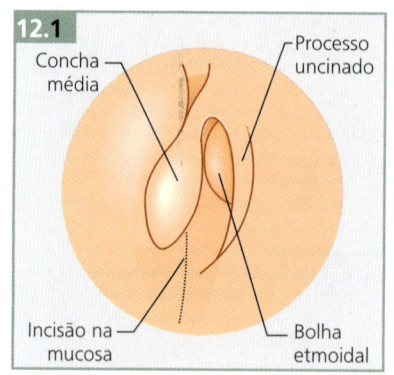

12.1 A incisão.

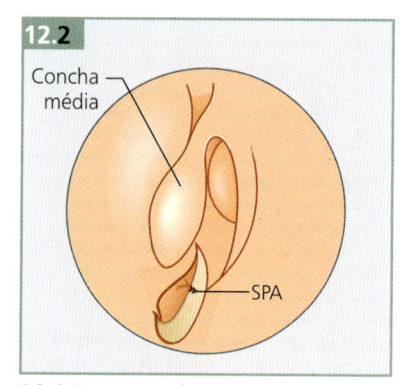

12.2 Exposição da artéria esfenopalatina (SPA).

✪ **Dica para o cirurgião**
Alguns cirurgiões defendem fazer uma pequena antrostomia meatal média para auxiliar no posicionamento correto da incisão.

✪✪ **Dica para o cirurgião**
É possível efetuar uma ligadura da artéria maxilar caso a ligadura da SPA falhe. Isto está além dos objetivos deste livro, e muitos cirurgiões defenderiam a embolização da artéria maxilar ou ligadura da artéria carótida externa em uma situação de emergência (ver 19 – Ligadura da artéria carótida externa).

13 Ligadura da artéria etmoidal anterior

PASSOS CIRÚRGICOS

1 **Posicionamento do paciente**
2 **Marcação e anestesia local**
3 **Dissecção e identificação da artéria etmoidal anterior (AEA)**
4 **Ligadura da AEA**

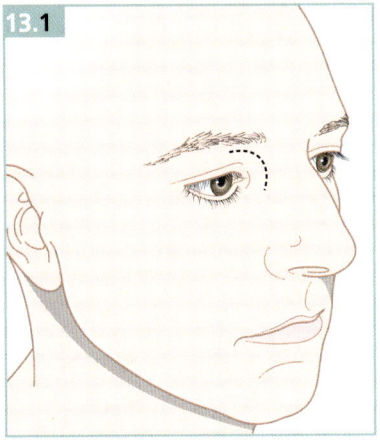

PROCEDIMENTO

1 Posicionamento do paciente
Solução de Moffatt, ou uma alternativa, é aplicada em ambas as fossas nasais do paciente anestesiado 10 minutos antes do procedimento. Colocar campos cirúrgicos no paciente, incluindo um campo para a cabeça, mantendo os olhos expostos. Posicionar a mesa de operação com a cabeceira elevada.

2 Marcação e anestesia local
Marcar uma incisão curva de 2-3 cm a meio caminho entre o canto interno e a ponte nasal – a incisão de Lynch clássica. Injetar anestésico local na forma de lidocaína 2% com adrenalina, na proporção de 1/80.000, utilizando uma seringa odontológica (**13.1**). ✪

13.1 Marcação de uma incisão de Lynch.

✪ **Dica para o cirurgião**
Efetuar tarsorrafia para proteger o olho (**13.2**, **13.3**).

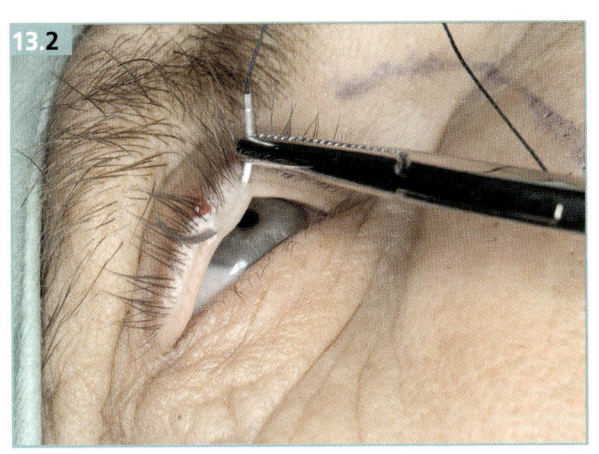

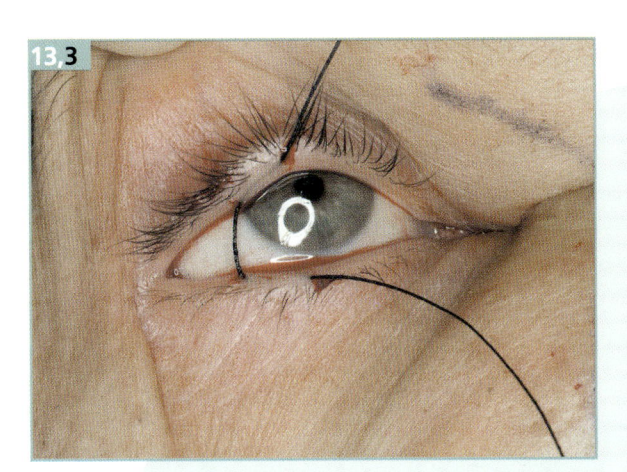

13.2, 13.3 Executar uma tarsorrafia.

✪✪ **Dica para o cirurgião**
Regra mnemônica de 24-12-6 indica a relação entre EA anterior – EA posterior – nervo óptico.

✪✪✪ **Dica para o cirurgião**
É possível fazer uma ligadura da artéria maxilar, caso a ligadura da AEA falhe. Isto está além dos objetivos deste livro, e muitos cirurgiões aconselhariam embolização da artéria maxilar ou ligadura da artéria carótida externa em uma situação de emergência (ver 19 – Ligadura da artéria carótida externa).

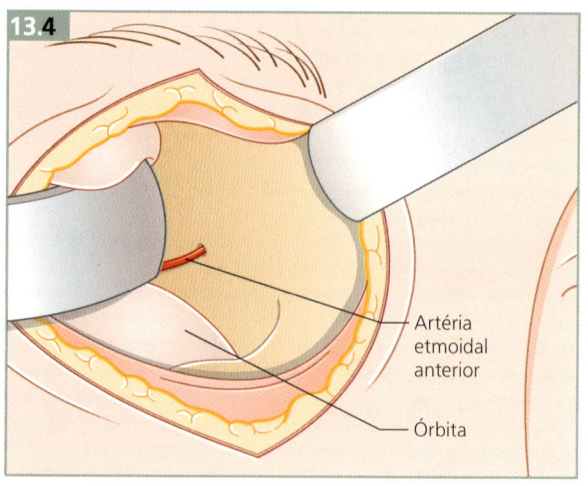

13.4 Dissecção e identificação da artéria etmoidal anterior.

3 Dissecção e identificação da AEA
Incisar a pele até o periósteo com lâmina 15. Utilizar um descolador de Freer para descolar o periósteo lateralmente. Lateralizar o saco lacrimal e expor o osso lacrimal e a lâmina papirácea. Utilizar um afastador de cobre maleável para afastar delicadamente o periósteo e o conteúdo orbitário, lateralmente. Identificar a AEA aproximadamente a 24 mm da crista lacrimal anterior (**13.4**).✪✪

4 Ligadura da AEA
Ligar a AEA usando clampes de ligadura vascular. Utilizar, também, diatermia bipolar a um baixo ajuste para evitar dano ao nervo óptico. Inserir um dreno corrugado pequeno e fechar a incisão com prolene 6/0.✪✪✪

14 Cirurgia sinusal endoscópica funcional (FESS)

PASSOS CIRÚRGICOS

1 **Posicionamento do paciente**
2 **Septoplastia, caso necessário**
3 **Uncinectomia**
4 **Antrostomia meatal média**
5 **Etmoidectomia anterior**
6 **Etmoidectomia posterior**
7 **Esfenoidotomia**
8 **Recesso frontal**

PROCEDIMENTO

1 Posicionamento do paciente
Solução de Moffatt, ou uma alternativa, é aplicada em ambas as fossas nasais do paciente anestesiado 10 minutos antes do procedimento. Colocar campos cirúrgicos no paciente, incluindo um campo para a cabeça, mantendo os olhos expostos. Posicionar a mesa de operação com a cabeceira elevada. Conectar endoscópio Hopkins de 4 mm 0° a uma fonte de luz, câmera e sistema de cirurgia endoscópica *(stack system)*. Focalizar a câmera na ponta nasal e fazer o equilíbrio do branco da imagem em comparação com um aplicador de algodão. Colocar um aplicador úmido na testa do paciente para limpeza do endoscópio, e mergulhar a ponta do endoscópio em solução antiembaçante. Aplicar dois cotonoides com adrenalina tópica, na concentração 1/1.000, diluída em 5 mL de soro fisiológico nos meatos médios, bilateralmente. Aguardar 2 minutos. ✪

2 Septoplastia, caso necessário
Uma septoplastia é realizada, caso necessário, para obter acesso aos meatos médios *(ver 10 – Septoplastia)*.

3 Uncinectomia
Remover os cotonoides do meato médio. Medializar a concha média delicadamente com descolador de Freer. Identificar o processo uncinado palpando a parede nasal lateral com o Freer até sentir o osso do processo uncinado ceder. Utilizar um Freer angulado ou bisturi em foice para realizar uma incisão única, no sentido superior para o inferior, destacando o processo uncinado da parede nasal lateral. Utilizar pinça de Mackay para destacar o processo uncinado da parede lateral do nariz superiormente. Com pinça de Blakesley reta, remover o processo uncinado em sua totalidade (mucosa e osso) para expor o infundíbulo (**14.1**). Inserir cotonoides embebidos em adrenalina no meato médio para controlar sangramentos, e repetir o procedimento no lado contralateral. ✪✪

✪ **Dica para o cirurgião**
Antes de você começar, tenha as imagens de TC disponíveis na sala de operação, e se dedique, cuidadosamente, a rever as TCs sistemática e completamente para evitar quaisquer surpresas durante o procedimento.

✪✪ **Dica para o cirurgião**
Coloque todo o tecido removido da cavidade nasal em uma cuba redonda estéril. Qualquer tecido que flutue pode significar gordura, e a cirurgia deve ser pausada enquanto o progresso operatório e o posicionamento exato são cuidadosamente checados.

✪✪ **Dica para o cirurgião**
Utilizar pinça cortante para destacar o processo uncinado da parede nasal lateral, a fim de evitar avulsões de osso e mucosa, o que poderia causar rinoliquorreia a partir da fossa anterior do crânio.

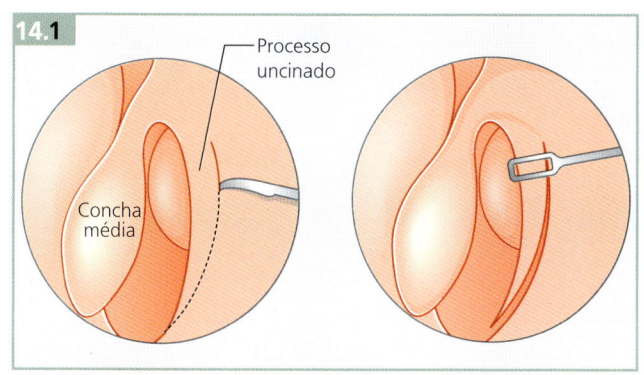

14.1 Uncinectomia.

✪ Dica para o cirurgião

Para evitar lesão do ducto nasolacrimal, não cortar através do osso lacrimal duro enquanto estiver usando pinça com mordida para trás.

✪ Dica para o cirurgião

Alguns cirurgiões aconselham a técnica de Wigand (ou de trás para frente). Identificação da MMA, seguida pela posição do seio esfenoidal, permite apreciação da altura da base do crânio para ajudar na etmoidectomia posterior segura.

4 Antrostomia meatal média

Alargar a abertura do seio maxilar utilizando pinça cortante com mordida para trás para alargar o antrostomia anteriormente, e pinça cortante de Mackay para alargá-la posteriormente. ✪

5 Etmoidectomia anterior

Identificar a bolha etmoidal e o hiato semilunar (ver anatomia em **14.2**). Perfurar e abrir a parede anterior da bolha e abrir as células aéreas etmoidais anteriores com cureta ou pinça de Blakesley reta, removendo todas as trabéculas ósseas para expor a base do crânio. Lateralmente, tomar cuidado para não violar a lâmina papirácea. Se você estiver em dúvida, pressionar o olho ipsolateral e confirmar que não há nenhum sinal de qualquer movimento ao longo da parede lateral.

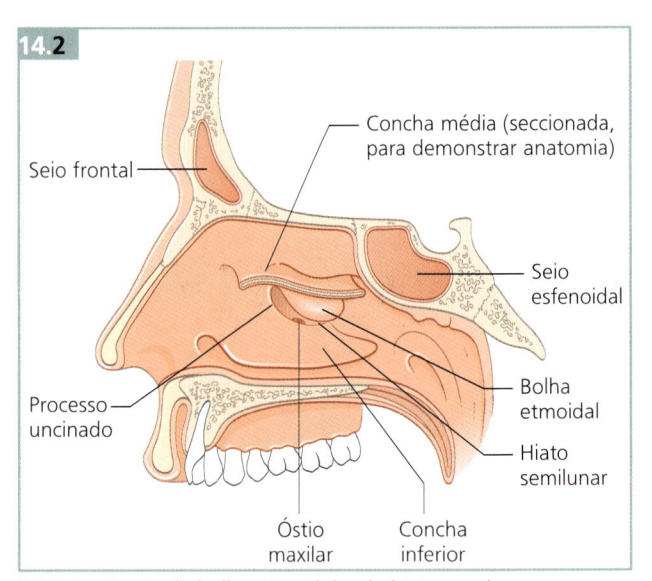

14.2 Anatomia da bolha etmoidal e do hiato semilunar.

6 Etmoidectomia posterior

Se for necessária uma etmoidectomia posterior, acessar o etmoide posterior através da lamela fundamental. Esta é identificada, intraoperatoriamente, como uma folha vertical de osso na junção dos etmoides anterior e posterior. Utilizando uma cureta ou aspirador pequeno, perfurar a lamela fundamental e confirmar a posição em que você está. Você pode, agora, remover a lamela fundamental restante e penetrar as células aéreas posteriores, limpando-as conforme necessário. Tamponar com cotonoides embebidos em adrenalina e repetir os passos no lado contralateral.

7 Esfenoidotomia

Identificar a coana posterior e, utilizando um aspirador de Ferguson, progredir superiormente pela parede nasal posterior, imediatamente medial ao ponto médio do arco coanal. Depois de aproximadamente 1 cm, você deve identificar a abertura semelhante a uma fenda do óstio esfenoidal. Confirmar sua posição forçando a ponta do aspirador através do óstio. Com um *punch* de esfenoide, alargar o óstio. Não tentar limpar o conteúdo do seio esfenoidal sem supervisão, uma vez que a artéria carótida interna e o nervo óptico estão situados na parede lateral. ✪

8 Recesso frontal

A cirurgia do recesso frontal não faz parte de uma FESS de rotina, e, como tal, só deve ser efetuada com treinamento e supervisão apropriados. ✪✪

✪ Dica para o cirurgião

Ao alargar o óstio esfenoidal, evitar estender-se demasiado inferiormente, onde você poderá encontrar o ramo septal da artéria esfenopalatina.

✪✪ Dica para o cirurgião

Sequelas de emergência relacionadas com sinusites, como celulite orbitária com abscesso subperiosteal, ou abscesso orbitário, também podem ser tratadas endoscopicamente. Seguir os passos conforme descritos, procurando cautelosamente a cavidade do abscesso. Pode ser necessário remover a lâmina papirácea para liberar a secreção mucopurulenta. Utilizar vasoconstritores abundantemente, uma vez que a inflamação torna o procedimento particularmente difícil. Se o abscesso não puder ser drenado endoscopicamente, pode ser necessário utilizar uma incisão de Lynch Howarth para drenar o abscesso pela via de acesso externa, conforme descrito em 13 – Ligadura da artéria etmoidal anterior.

✪✪ Dica para o cirurgião

Em casos revisionais ou complexos, sistemas de navegação dirigida por imagem podem fornecer valiosa informação em tempo real, embora, obviamente, não sejam substitutos para o conhecimento anatômico sólido.

15 Rinosseptoplastia

PASSOS CIRÚRGICOS

1. Posicionamento do paciente
2. Septoplastia
3. Incisões intercartilaginosas
4. Via de acesso externa/aberta
5. Dissecção do sistema musculoaponeurótico subsuperficial (SMAS)
6. Remoção da giba
7. Osteotomias mediais
8. Osteotomias externas laterais e fratura dos ossos nasais
9. Sutura e gesso

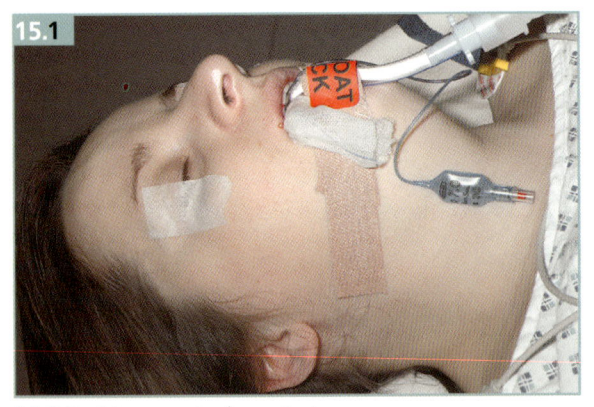

PROCEDIMENTO

1 Posicionamento do paciente

Solução de Moffatt, ou uma alternativa, é aplicada em ambas as fossas nasais do paciente anestesiado 10 minutos antes do procedimento. Colocar campos cirúrgicos no paciente, incluindo um campo para a cabeça, mantendo os olhos expostos (**15.1**). Posicionar a mesa de operação com a cabeceira elevada. Injetar anestésico local na forma de lidocaína 2% com adrenalina na proporção de 1/80.000 utilizando uma seringa odontológica; geralmente 4-5 cartuchos são necessários. Injetar anestésico local:

- No terço anterior do septo, bilateralmente.
- Na incisão intercartilaginosa.
- Na giba nasal.
- Nos ossos nasais.

2 Septoplastia

Uma septoplastia é realizada (ver 10 – Septoplastia) utilizando-se uma incisão de hemitransfixação esquerda.

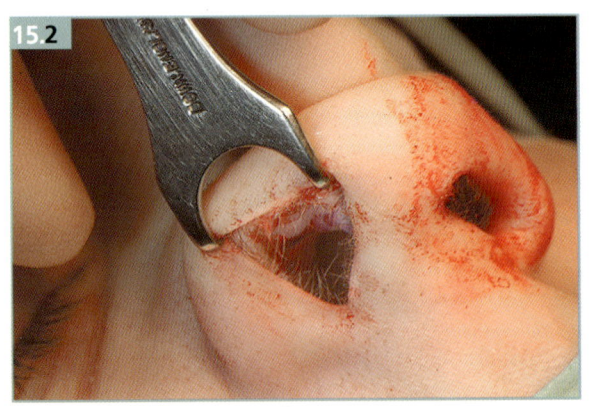

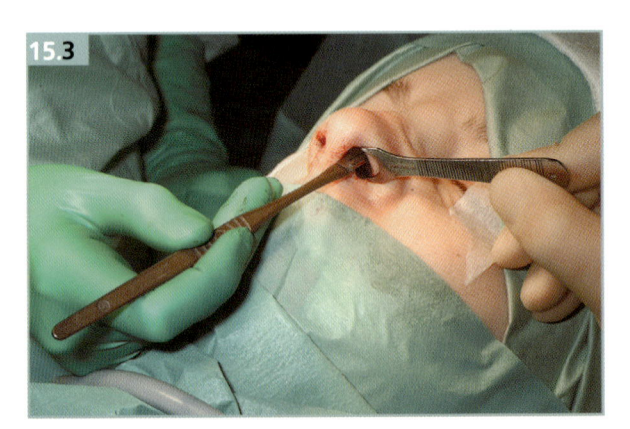

15.1 Posicionamento do paciente.

15.2, 15.3 Incisões intercartilaginosas.

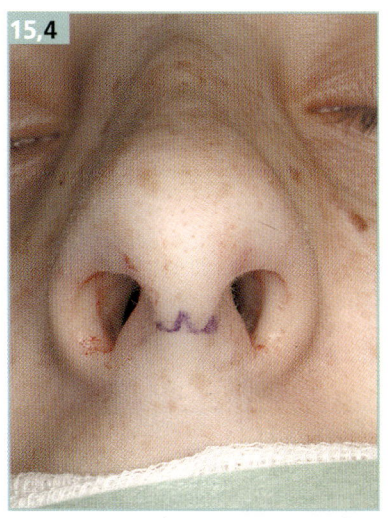

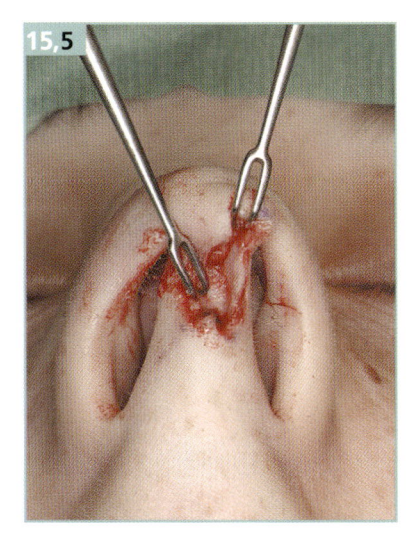

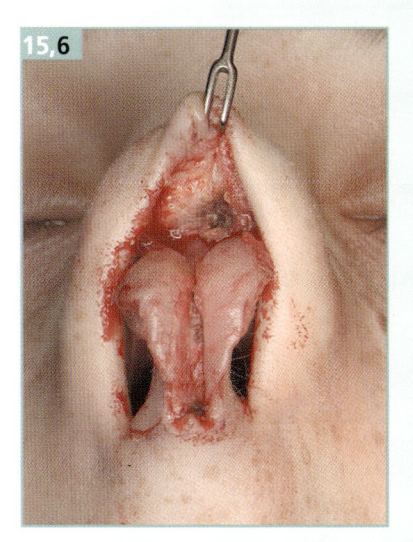

15.4-15.6 Via de acesso externa/aberta.

3 Incisões intercartilaginosas
Uma vez completada a septoplastia, usar um afastador de asa para afastar a margem alar (**15.2**), e uma lâmina 15 para incisões intercartilaginosas (**15.3**). A incisão intercartilaginosa deve ser conectada à incisão de hemitransfixação no lado esquerdo. No lado direito, a incisão deve correr ao longo do septo pelo terço superior da columela, posteriormente à crura medial da cartilagem lateral inferior.

4 Via de acesso externa/aberta
Utilizar uma incisão cutânea na columela em V invertido ou em W para expor o nariz (**15.4**). Com lâmina 15, incisar através da pele da columela, tomando cuidado para evitar danificar as cruras mediais das cartilagens laterais inferiores. Expor o restante da ponta do nariz até a completa exposição as cartilagens laterais inferiores (**15.5, 15.6**). ✪

5 Dissecção sub-SMAS
Completar a dissecção sub-SMAS utilizando tesoura de McIndoe. Separar a ponte nasal óssea e cartilaginosa da pele nasal dorsalmente. Lateralmente, dissecar a pele dos ossos nasais de modo que a giba fique completamente exposta. Completar a dissecção conectando incisões intercartilaginosas anteriormente à cartilagem quadrangular (**15.7**). ✪✪

✪ Dica para o cirurgião
Realizar sua incisão na columela a meio caminho ao longo do comprimento da columela para evitar contratura de cicatriz pós-operatória.

✪✪ Dica para o cirurgião
Dissecção sub-SMAS também pode ser completada com lâmina 15. Colocar um dedo indicador sobre a superfície da ponte nasal. Descrever um movimento circular delicado da lâmina 15 para evitar perfurar a pele do nariz.

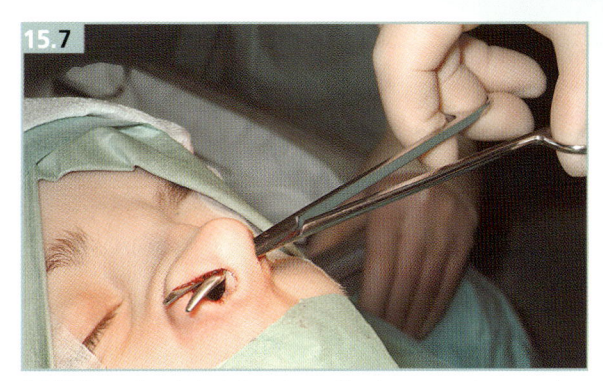

15.7 Conectando incisão intercartilaginosa com tesoura de McIndoe.

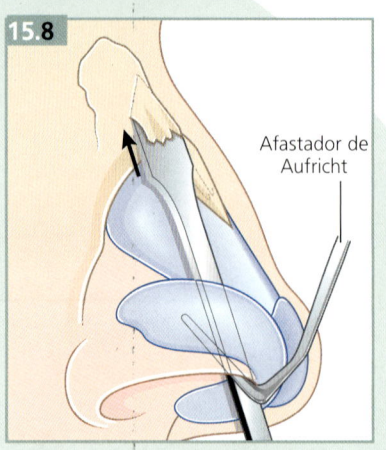

15.8 Remoção da giba.

☼ Dica para o cirurgião

Pode ser necessário remover uma pequena quantidade adicional de giba cartilaginosa ou parte das cartilagens laterais superiores. Isto pode ser feito com uma lâmina 15 sob visão direta, utilizando um afastador de Aufricht.

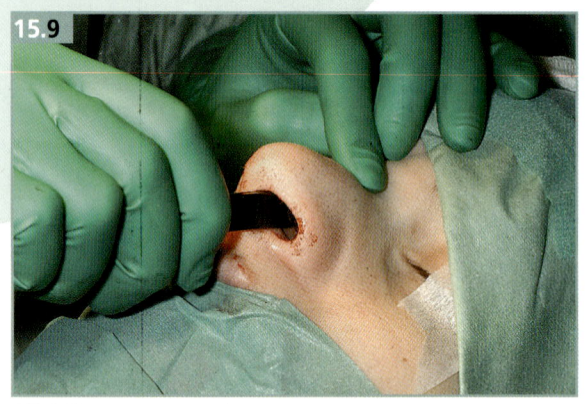

15.9 Osteotomias mediais.

6 Remoção da giba

Utilizar um afastador de Aufricht para suspender a pele da ponte nasal e expor a giba cartilaginosa e óssea. Utilizar um descolador de Horwath para separar o músculo prócero da parte superior da giba óssea basal. Avaliar a quantidade de giba óssea e cartilaginosa a ser excisada. Utilizar lâmina 15 para incisar a giba cartilaginosa, do sentido anterior ao posterior. Inserir um osteótomo achatado, largo, de 8-10 mm, sob a parte cartilaginosa incisada da giba, segurando o osteótomo na mão direita (**15.8**). Posicionar os dedos indicador e polegar esquerdos sobre a pele nasal para controlar o osteótomo externamente. Pedir a um assistente para percutir, de maneira controlada, e parar quando o osteótomo tiver atingido o limite superior da giba óssea. Inserir um afastador de Aufricht e visualizar a giba osteotomizada. Utilizar uma pinça para remover a giba sob visão direta. Avaliar o resultado estético externamente; se necessário, usar raspa de osso nasal para alisar a margem dos ossos nasais.☼

7 Osteotomias mediais

Inserir um osteótomo achatado de 6-8 mm na fossa nasal, paralelamente ao septo, e encaixar a lâmina na margem anterior do osso nasal, na linha mediana. Utilizar os dedos da mão esquerda para guiar a ponta do osteótomo por baixo da pele. Pedir a um assistente para percutir até imediatamente antes de a lâmina atingir o osso cortical glabelar. Curvar a lâmina lateralmente nos poucos milímetros finais, de modo que a linha de fratura venha a se unir às osteotomias laterais subsequentes (**15.9**).

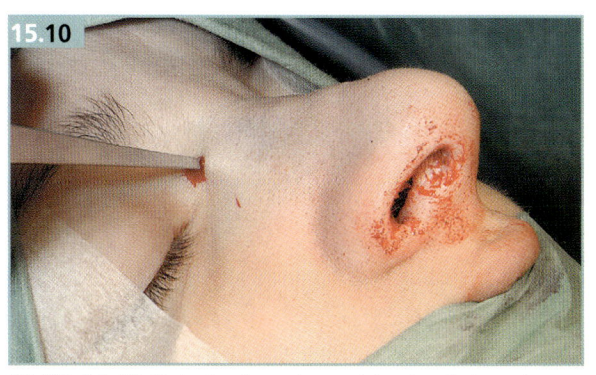

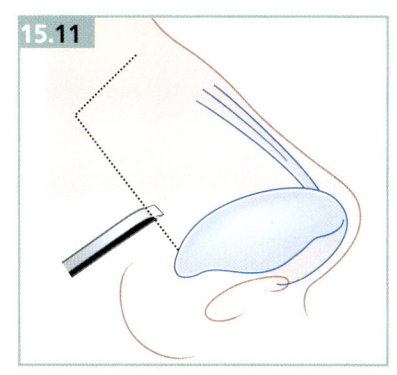

15.10, 15.11 Osteotomias externas laterais e fratura dos ossos nasais.

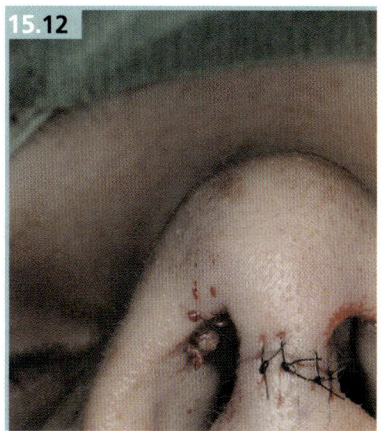

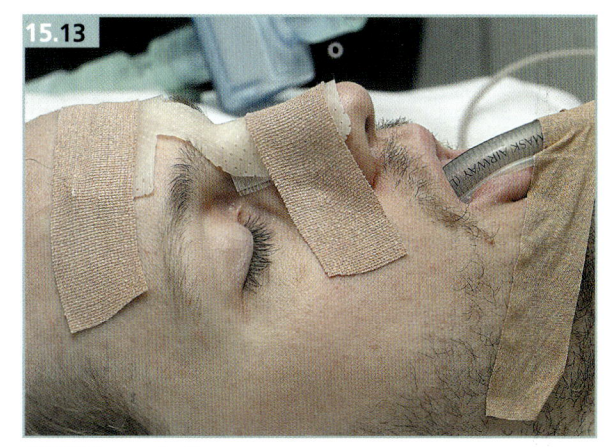

15.12 Sutura.   *15.13* Termoplastia.

8 Osteotomias externas laterais e fratura dos ossos nasais

Com uma lâmina 15, realizar duas incisões através da pele da parede lateral do nariz, seguindo os sulcos naturais da pele (**15.10**), e utilizar um *swab* para aplicar pressão, visando evitar a formação de hematoma. Utilizar um osteótomo de 2 mm para osteotomizar o osso nasal bilateralmente (**15.11**). Utilizar um *swab* úmido para efetuar a fratura dos ossos nasais de maneira controlada. Avaliar o resultado estético.

9 Sutura e gesso

Utilizar vicryl incolor 4/0 para fechar as incisões septais e intercartilaginosas. Utilizar *ethilon* 5/0 ou 6/0 para a incisão na columela (**15.12**). Cobrir a pele do nariz com *steri-strips* de 1,25 cm e aplicar uma tala de gesso (ou termoplástica, como mostrado em **15.13**). ✪✪

✪✪ **Dica para o cirurgião**
O autor aconselha o uso de 16 mg de dexametasona intravenosa imediatamente antes do término do procedimento para limitar o edema pós-operatório.

16 Rinotomia lateral e maxilectomia medial

PASSOS CIRÚRGICOS

1. **Posicionamento do paciente**
2. **Incisão de rinotomia lateral**
3. **Exposição do arcabouço ósseo:**
   - Secção da tróclea
   - Exposição do saco lacrimal
   - Exposição e mobilização do ducto nasolacrimal
   - Secção da artéria etmoidal anterior e posterior
   - Exposição do nervo infraorbitário
   - Descolamento do periósteo e mucosa nasal da abertura piriforme
4. **Osteotomias – remoção da peça**
5. **Hemostasia e fechamento**

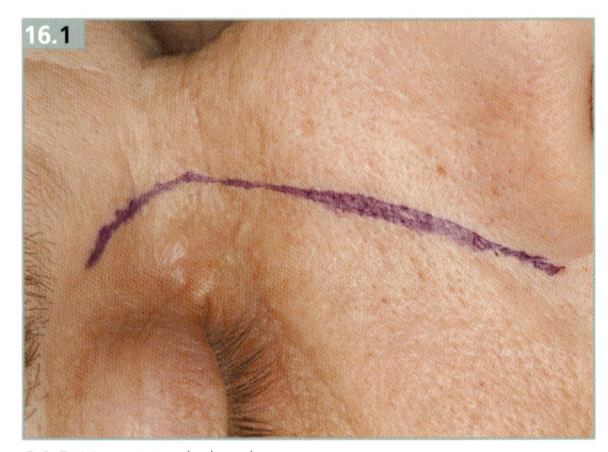

16.1 Marcação do local.

PROCEDIMENTO

1 Posicionamento do paciente

Solução de Moffatt, ou uma alternativa, é aplicada em ambas as fossas nasais do paciente anestesiado 10 minutos antes do procedimento. Marcar a incisão na pele e infiltrar com anestésico local na forma de lidocaína 2% com adrenalina na proporção de 1/80.000 (**16.1**). Posicionar o paciente, com a cabeça sobre uma rodilha, na mesa de operação com a cabeceira elevada. Colocar campos cirúrgicos no paciente, incluindo um campo para a cabeça, deixando os olhos expostos, e preparar a pele com solução iodada. Utilizando prolene 4/0, fixar a pálpebra superior e inferior do olho no lado a ser operado, efetuando uma tarsorrafia (**16.2, 16.3**). ✪

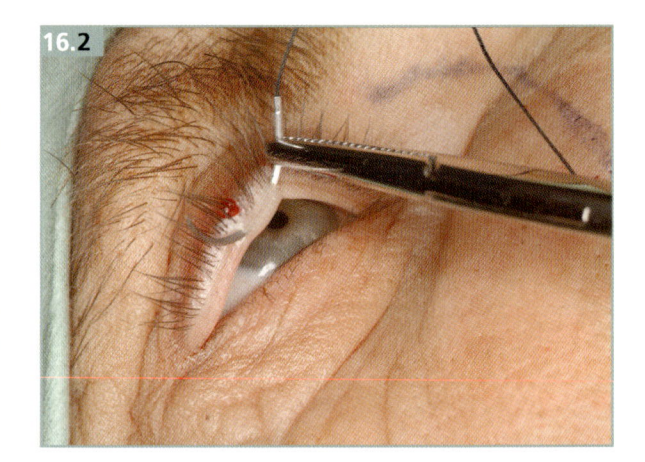

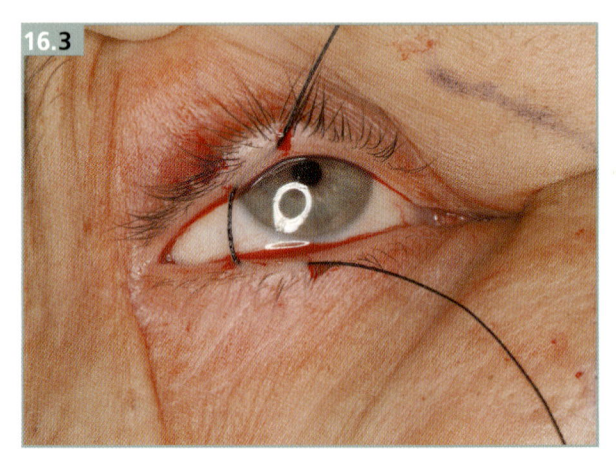

16.2, 16.3 Execução de uma tarsorrafia.

2 Incisão de rinotomia lateral

Realizar a incisão com uma lâmina 15, começando no ponto médio entre o canto interno e o dorso nasal, prosseguindo inferiormente ao longo da linha nasolabial e curvando-se em torno da margem alar até a junção mucocutânea (**16.4**).✪✪

3 Exposição do arcabouço ósseo

Com descolador de Freer, o periósteo é descolado do osso maxilar, por 1 cm, lateralmente, à sutura nasomaxilar.✪✪✪

Secção da tróclea

Descolar o periósteo da parede orbitária medial, e seccionar a tróclea o mais próximo possível do osso.

Exposição do saco lacrimal

Continuar dissecando medialmente e mobilizar o saco lacrimal da parede orbitária medial, tomando cuidado para não danificar o saco e o ducto.

Exposição e mobilização do ducto nasolacrimal

Inferiormente, o ducto nasolacrimal se insere no canal ósseo nasolacrimal. Remover osso maxilar da parte inferior do canal ósseo utilizando uma pinça *punch* de Kerrison. Mobilizar e seccionar a porção proximal do ducto nasolacrimal. Penetrar o seio maxilar e visualizar as paredes posterior e lateral para avaliar a extensão da doença (**16.5**).

✪ Dica para o cirurgião

O autor principal aconselha o uso de 16 mg de dexametasona ao início do procedimento.

✪✪ Dica para o cirurgião

Usar diatermia bipolar, bem como fita de gaze embebida em adrenalina 1/1.000, para hemostasia.

✪✪✪ Dica para o cirurgião

Deve ser tomado cuidado para evitar o descolamento excessivo do periósteo no sentido lateral, o que poderia lesionar o nervo infraorbitário.

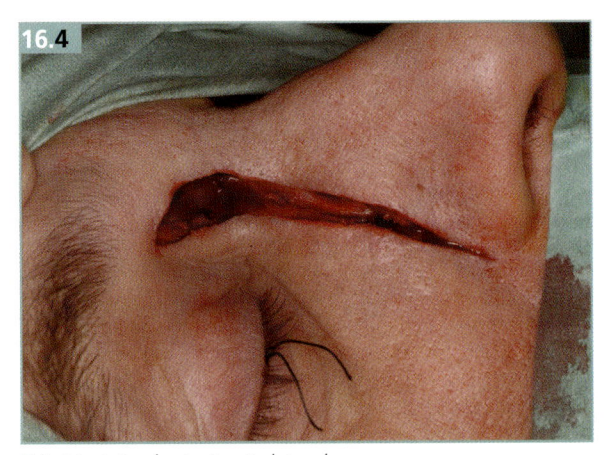

16.4 Incisão de rinotomia lateral.

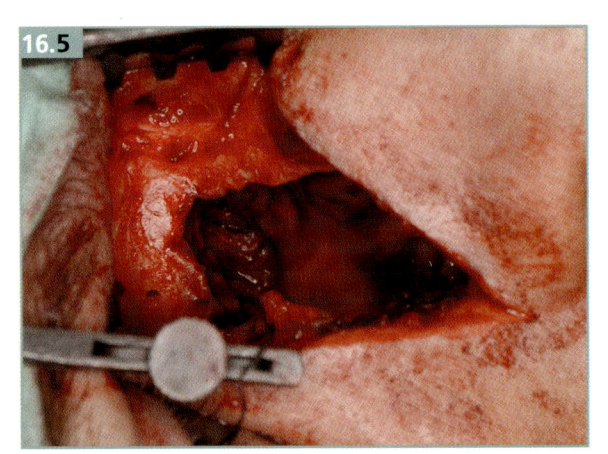

16.5 Exposição e mobilização do ducto nasolacrimal.

Secção da artéria etmoidal anterior e posterior

Dissecar medialmente ao longo da sutura frontoetmoidal por aproximadamente 24 mm a partir da crista lacrimal anterior, e identificar a artéria etmoidal anterior. Pinçar, ligar ou usar diatermia neste vaso. Se o tumor se estender mais posteriormente, continuar dissecando mais 12 mm e ligar a artéria etmoidal posterior. ✪

Exposição do nervo infraorbitário

Na parede anterior da maxila, dissecar lateralmente até o nervo infraorbitário, em sua emergência, sob o rebordo orbitário inferior, tomando cuidado para não lesionar o nervo.

Descolamento do periósteo e mucosa nasal da abertura piriforme

No rebordo da abertura piriforme, descolar o mucoperiósteo medialmente, expondo a parede medial da abertura piriforme.

4 Osteotomias – remoção da peça

A ressecção é adaptada ao tamanho e extensão do tumor. Os limites da ressecção são:
- Superiormente – imediatamente inferior à base do crânio (identificada pela linha de sutura frontoetmoidal na parede orbitária medial).
- Inferiormente – assoalho do seio maxilar, incluindo a concha inferior.
- Lateralmente – nervo infraorbitário.

Uma tesoura de Mayo curva forte é usada para cortar através da parede anteroinferior da maxila, enquanto um osteótomo pode ser usado para remover as partes mais lateroinferiores da parede óssea.

5 Hemostasia e fechamento

Passar um *stent* de O'Donoghue de silastic através dos *punctae* lacrimais superior e inferior, e avançá-lo para o interior do ducto nasolacrimal. Ancorar a tróclea e o ligamento cantal interno no periósteo com suturas de vicryl 3/0. O fechamento é realizado em duas camadas, utilizando-se vicryl 3/0 para os tecidos subcutâneos e periósteo, e prolene 5/0 para a pele da face. Tamponar a cavidade da maxilectomia com fita de gaze embebida em verniz de Whitehead. ✪✪

✪ **Dica para o cirurgião**

A dissecção deve ser cuidadosa, uma vez que o nervo óptico situa-se apenas 4-6 mm posterior à artéria etmoidal posterior.

✪✪ **Dica para o cirurgião**

A maxilectomia medial também pode ser efetuada endoscopicamente; entretanto, aconselha-se treinamento especializado antes de partir para sua execução.

17 Maxilectomia

PASSOS CIRÚRGICOS

1 **Posicionamento do paciente**
2 **Tarsorrafia**
3 **Incisão de Weber Fergusson:**
   - Incisão na pele
   - Incisão intraoral
   - Descolamento do retalho cutâneo
4 **Osteotomias**
5 **Tamponamento e fechamento**

PROCEDIMENTO

1 Posicionamento do paciente
Posicionar a mesa de operação com a cabeceira elevada. Posicionar rodilha e um coxim sob os ombros do paciente. Injetar aproximadamente 10 mL de anestésico local na forma de lidocaína 0,5% e adrenalina na proporção de 1/200.000. Preparar a pele com solução iodada e colocar campos cirúrgicos no paciente, incluindo um campo para a cabeça.

2 Tarsorrafia
Com prolene 4/0, fechar as pálpebras superior e inferior do olho no lado a ser operado, efetuando uma tarsorrafia (ver 16 – Rinotomia lateral e maxilectomia medial, **16.2, 16.3**). ✪

3 Incisão de Weber Fergusson
Incisão na pele
Com uma lâmina 15, realizar uma incisão a meio caminho entre o canto medial e o topo da ponte nasal. Prolongar a incisão lateralmente ao longo da pálpebra inferior até o canto lateral. A incisão corre 2-3 mm abaixo do nível dos cílios. Inferiormente, continuar a incisão ao longo da lateral do nariz para o interior do sulco alar e medialmente até a linha mediana. Incisar o lábio superior até o vermelhão. Para evitar a formação de cicatriz antiestética, curvar a incisão em seu trajeto pelo lábio (**17.1**).

Incisão intraoral
Intraoralmente, a incisão se divide em duas partes: gengivobucal e palatal. Com diatermia de corte, continuar a incisão gengivobucal lateralmente ao longo do sulco gengivobucal até a tuberosidade maxilar. A parte palatal da incisão se estende entre os dentes incisivos na linha mediana, ao palato duro, até a junção do palato duro e mole, onde ela se vira lateralmente, posterior à tuberosidade maxilar, para encontrar a incisão gengivobucal (**17.2**).

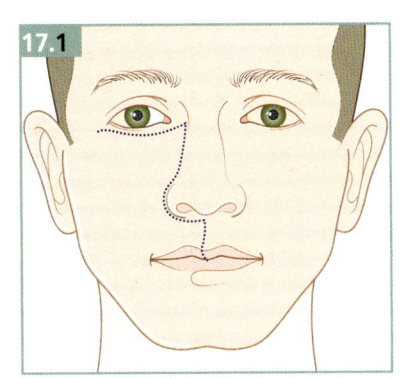

17.1 Incisão de Weber Fergusson na pele.

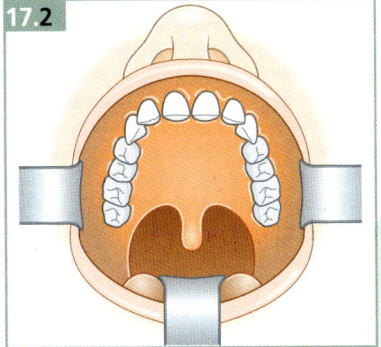

17.2 Incisão de Weber Fergusson intraoral.

✪ **Dica para o cirurgião**
Certifique-se de que sua tarsorrafia seja feita na lâmina tarsal da pálpebra superior, e inferior e não na superfície mucosa da pálpebra, para evitar a sensação de "corpo estranho" no pós-operatório. Lembrar-se, também, de remover o ponto depois do procedimento.

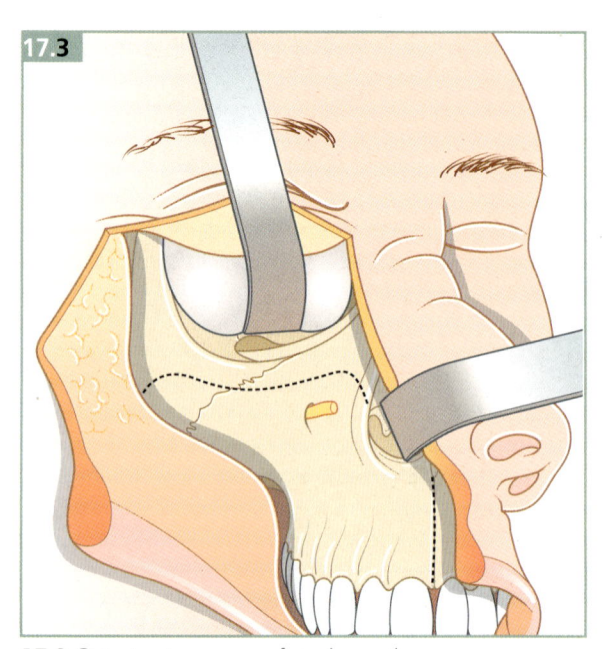

17.3 Osteotomias na superfície da maxila.

Descolamento do retalho cutâneo
Descolar a pele da face sobre o osso maxilar utilizando um descolador de periósteo. Seccionar nervo e vasos infraorbitários. Prolongar a dissecção até o nível do arco zigomático. ✪

4 Osteotomias
Utilizar uma broca de 2 mm para marcar a posição das osteotomias na superfície da maxila (**17.3**). Começando lateralmente, as osteotomias se estendem desde o arco zigomático, abaixo da crista infraorbitária, através do assoalho da órbita para se juntarem à abertura piriforme. As osteotomias continuam inferiormente pela parede medial da maxila, destacando a concha média e seccionando o palato duro. Completar as osteotomias com uma serra oscilante. Inserir um osteótomo curvo por trás da tuberosidade maxilar e delicadamente percutir com um martelo, ao mesmo tempo em que se realiza um movimento em alavanca da maxila para a frente, a fim de destacá-la do processo pterigoide. ✪✪

Uma vez que a maxila tenha sido mobilizada, completar a dissecção com tesoura de McIndoe, para seccionar os músculos pterigóideos e quaisquer tecidos moles.

5 Tamponamento e fechamento
Antes da cirurgia, uma placa dentária temporária com prótese é produzida, sendo, então, inserida ao término do processo, para obturar o defeito. Utilizar vicryl 4/0 e prolene 5/0 para fechar a pele. Drenagem não é necessária.

✪ Dica para o cirurgião
O descolamento do retalho também pode ser executado através de um degloving mediofacial, conforme descrito em 20 – Degloving mediofacial.

✪✪ Dica para o cirurgião
Tomar cuidado para não deixar o osteótomo danificar o conteúdo da fossa pterigóidea, especialmente o plexo venoso pterigóideo. Se você encontrar sangramento na fossa pterigóidea, inserir um swab grande de tonsila embebido em adrenalina e aguardar até que o sangramento tenha cessado.

18 Dacriocistorrinostomia endoscópica

PASSOS CIRÚRGICOS
Este procedimento normalmente é efetuado em conjuntamente com a Oftalmologia. Pode ser realizado sob anestesia geral ou local.

1 Posicionamento do paciente
2 Inserção de uma sonda luminosa lacrimal
3 Criação de um retalho de mucosa e exposição do saco lacrimal
4 Recuperação da sonda luminosa e inserção de um *stent*

PROCEDIMENTO

1 Posicionamento do paciente
Solução de Moffatt, ou uma alternativa, é aplicada em ambas as fossas nasais do paciente anestesiado 10 minutos antes do procedimento. Se estiver sendo realizado sob anestesia local, anestésico local é instilado no olho e nariz. Colocar campos cirúrgicos no paciente, incluindo um campo para a cabeça, mantendo os olhos expostos. Posicionar a mesa de operação com a cabeceira elevada. Injetar anestésico local na parede lateral do nariz em uma área de 1 × 1 cm anterior à inserção da concha média na forma de lidocaína com adrenalina na proporção de 1/80.000.

2 Inserção de uma sonda luminosa lacrimal
Inserir uma sonda luminosa através do canalículo superior até o interior do canalículo comum, e, a seguir, no saco lacrimal. Isto é mais fácil se você tracionar a pálpebra lateralmente e seguir o trato em uma direção horizontal até a sonda fazer contato com o osso, virando-a, então, verticalmente para baixo.

3 Criação de um retalho de mucosa e exposição do saco lacrimal
O retalho se estende, aproximadamente, até 1 cm superior à fixação da concha média e termina ao nível médio do processo uncinado (**18.1**). Com um descolador de Freer, destacar o osso lacrimal do saco lacrimal imediatamente anterior ao meato médio. Remover o osso lacrimal delgado. Utilizar uma broca de diamante de dacriocistorrinostomia para perfurar o processo frontal do osso maxilar que se situa medialmente aos 2/3 anteriores do saco. Usar um ceratótomo para incisar o saco lacrimal, fazendo retalhos mucosos com base anterior e posteriormente (**18.2**).

4 Recuperação da sonda luminosa e inserção de um *stent*
Remover a sonda luminosa e introduzir as extremidades metálicas de tubos de O'Donoghue através do ducto, tomando cuidado para não criar um falso trajeto. Remover os *stents* de metal e fazer múltiplos nós nos tubos enquanto toma-se cuidado para deixar uma alça frouxa, a fim de evitar desconforto em torno dos canalículos.

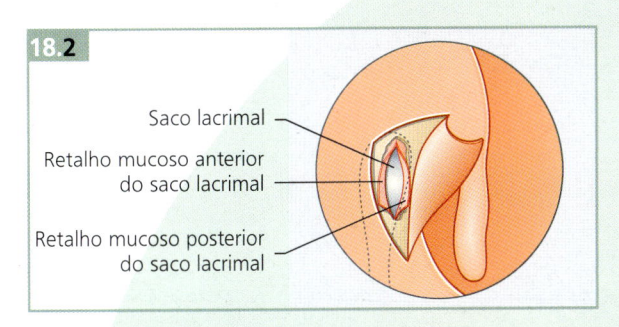

18.1, 18.2 *Retalho de mucosa.*

19 Ligadura da artéria carótida externa

PASSOS CIRÚRGICOS

1. Posicionamento do paciente
2. Incisão e retalhos subplatismais
3. Identificação da bainha carotídea
4. Identificação da artéria carótida externa
5. Hemostasia, drenos e fechamento

PROCEDIMENTO

1 Posicionamento do paciente

Posicionar o paciente com um coxim sob os ombros e com rodilha, e a mesa de operação com a cabeceira elevada. Utilizar caneta marcadora para indicar a linha de incisão, a 2-3 dedos abaixo da mandíbula em um sulco da pele, estendendo-se sobre o músculo esternocleidomastóideo (**19.1**). Infiltrar com anestésico local na forma de lidocaína 2% e adrenalina na proporção de 1/200.000.

2 Incisão e retalhos subplatismais

Com uma lâmina 10, incisar através da pele e platisma, preservando o nervo auricular magno e a veia jugular externa na parte posterior da sua incisão. Solicitar ao assistente que mantenha o retalho de pele sob tensão com afastadores pata de gato. Levantar os retalhos subplatismais, mantendo a lâmina paralela ao platisma e permanecendo diretamente abaixo da superfície do músculo, para evitar lesão do nervo mandibular marginal, que estará posicionado profundamente ao retalho (como em 35 – *Dissecção de pescoço*, **35.2**). Identificar a margem anterior do músculo esternocleidomastóideo.

3 Identificação da bainha carotídea

Dissecar ao longo da margem anterior do esternocleidomastóideo, enquanto seu assistente afasta o músculo posteriormente. Identificar a bainha carotídea, e, a seguir, a artéria carótida comum. Colocar reparos vasculares em torno da artéria carótida comum, para sua segurança. ✪

19.1 *Marcação da incisão.*

> ✪ **Dica para o cirurgião**
> *Se ocorrer bradicardia quando estiver dissecando em torno do bulbo carotídeo, injetar lidocaína 1% com adrenalina no interior da parede do vaso com uma agulha calibre 23.*

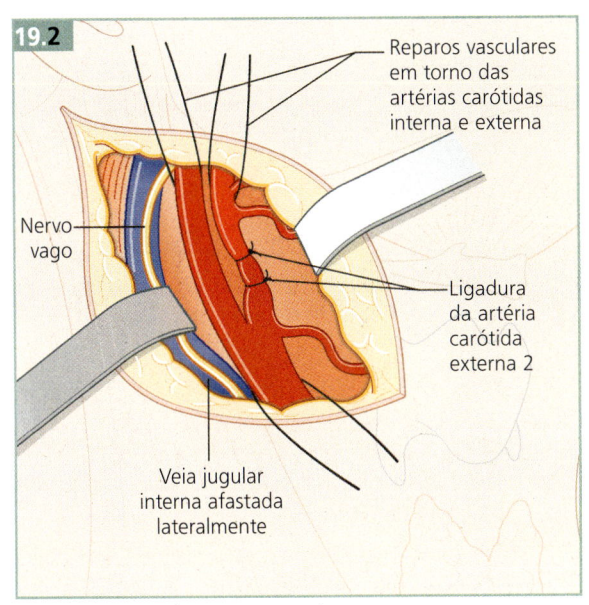

19.2 Exposição da artéria carótida externa.

Labels on figure: Nervo vago; Reparos vasculares em torno das artérias carótidas interna e externa; Ligadura da artéria carótida externa 2; Veia jugular interna afastada lateralmente.

4 Identificação da artéria carótida externa

Dissecar cuidadosamente ao longo da artéria carótida comum, superiormente, na direção da bifurcação, tomando cuidado para não danificar o vaso. Procurar o nervo hipoglosso e evitar danificá-lo. Identificar a bifurcação carotídea, e, subsequentemente, a artéria carótida externa, que normalmente se situa anterior e superficial à artéria carótida interna (**19.2**). Você TEM QUE identificar a artéria tireóidea superior ramificando-se da carótida externa para ter certeza de que ela é o vaso correto, e, preferivelmente, os primeiros dois ramos. Colocar dois laços de seda 0 em torno da artéria carótida externa, mas não seccionar o vaso.

5 Hemostasia, drenos e fechamento

Remover os reparos vasculares e assegurar hemostasia; não há necessidade de um dreno. Utilizar vicryl 2/0 para fechar o platisma e camada subcutânea profunda. Aplicar grampos e um curativo transparente, como o Tegaderm®.

20 Degloving mediofacial

PASSOS CIRÚRGICOS

1. Posicionamento do paciente
2. Incisões – intraoral e intranasais
3. Exposição da face média
4. Osteotomias e excisão do tumor
5. Fechamento

PROCEDIMENTO

1 Posicionamento do paciente

Solução de Moffatt é aplicada em ambas as fossas nasais do paciente anestesiado, 10 minutos antes do procedimento. Colocar campos cirúrgicos no paciente, incluindo um campo para a cabeça, mantendo expostos os olhos e a cavidade oral (ver **15.1**). Posicionar a mesa de operação com a cabeceira elevada. Injetar anestésico local na forma de lidocaína 2% com adrenalina, na proporção de 1/80.000, utilizando uma seringa odontológica; geralmente são necessários 4-5 cartuchos. Injetar anestésico local:
- No terço anterior do septo, bilateralmente.
- Na incisão intercartilaginosa.
- Na mucosa sublabial.

2 Incisões – intraoral e intranasais

Começar com a incisão intraoral. Com uma lâmina 15, incisar a mucosa sublabial até o osso da maxila (**20.1**). Lembrar-se de que você pode utilizar a mesma incisão para a via de acesso de Caldwell-Luc ao seio maxilar.

As incisões intranasais são como as incisões para uma rinosseptoplastia (ver 15 – Rinossepto- plastia). Efetuar uma incisão de transfixação completa, a seguir utilizar o afastador de asa para afastar a margem alar, e uma lâmina 15 para realizar incisões intercartilaginosas. A incisão intercartilaginosa deve ser conectada à incisão de transfixação, bilateralmente. Continuar a extremidade lateral da incisão intercartilaginosa até o assoalho do nariz e conectá-la com a incisão de transfixação posteriormente à crura medial.✪

3 Exposição da face média

Um descolador de periósteo é usado para descolar mucosa e pele de ambos os lados da maxila, e as incisões intranasais e intraoral são conectadas. Utilizar tesoura de McIndoe para descolar a pele do nariz das cartilagens laterais inferiores e laterais superiores, e dos ossos nasais, bilateralmente. Utilizar afastadores de Langenbeck pequenos para afastar o lábio superior, superiormente, e um descolador de periósteo para separar a mucosa bucal da parede anterior da maxila, bilateralmente, até a margem infraorbitária (**20.2**).✪✪

4 Osteotomias e excisão do tumor

Para expor o tumor, obedecer aos princípios da maxilectomia medial/rinotomia lateral, conforme descritos em 16 – Rinotomia lateral e maxilectomia medial. Excisar o tumor assegurando hemostasia meticulosa, e tamponar o nariz e a cavidade tumoral com tampão de pasta de parafina bismuto-iodoformada (BIPP).

5 Fechamento

Reposicionar a pele e utilizar vicryl 4/0 para fechar ambas as incisões intranasais e intraoral.✪✪✪

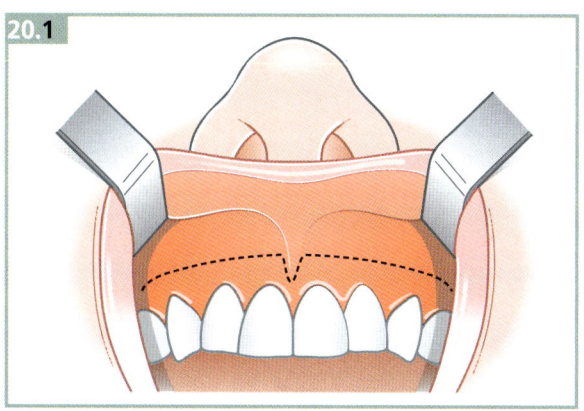

20.1 Incisão sublabial.

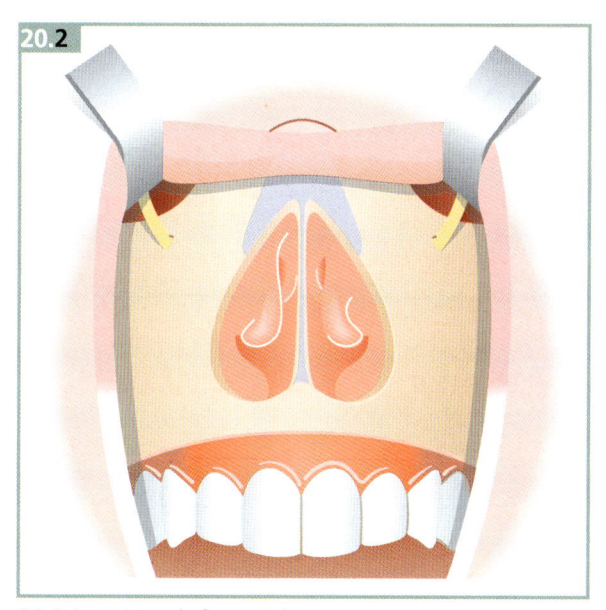

20.2 Exposição da face média.

✪ **Dica para o cirurgião**
Deixar uma braçadeira de mucosa na maxila para facilitar a sutura da incisão intraoral ao término do procedimento.

✪✪ **Dica para o cirurgião**
Gastar tempo extra para evitar dano ao nervo infraorbitário na sua emergência no forame infraorbitário, bilateralmente.

✪✪✪ **Dica para o cirurgião**
São utilizados 16 mg de dexametasona para reduzir o edema pós-operatório.

21 Biópsia por aspiração com agulha fina

PASSOS CIRÚRGICOS

1 **Preparação do equipamento**
2 **Aspirado de agulha fina**
3 **Preparação da lâmina**

Equipamento necessário:

- Seringa de 20 mL
- Agulha calibre 21 – verde
- Montagem de seringa
- Aplicador de álcool
- Algodão
- Gesso
- 4 lâminas de vidro
- Caixa porta-lâminas
- Lápis
- Recipiente com formalina para o espécime

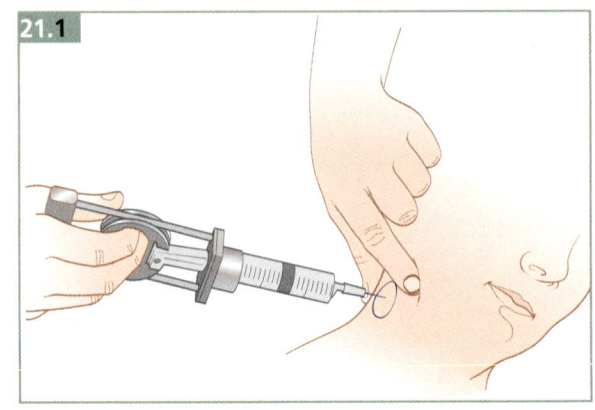

21.1 Aspiração com agulha fina.

PROCEDIMENTO

1 Preparação do equipamento

Rotular lâminas de vidro com detalhes do paciente utilizando lápis. Rotular o recipiente do espécime. Carregar seringa e agulha no *kit*, se estiver usando um.

2 Aspirado de agulha fina

Limpar a pele com algodão e álcool. Fixar a massa entre polegar e indicador. Inserir a agulha no meio da massa, e retroceder por completo o êmbolo. Tirar amostra do tecido movendo a ponta da agulha em torno de alguns milímetros no interior da massa (**21.1**). Retirar a agulha, mantendo o êmbolo da seringa completamente recuado. Não há necessidade de repetir o procedimento a não ser que a primeira amostra seja contaminada com quantidades importantes de sangue. Se um espécime separado for necessário para microbiologia, repetir a técnica de amostragem com uma segunda seringa e agulha.

3 Preparação da lâmina

Expelir o conteúdo da seringa sobre uma lâmina de vidro, assegurando que o bisel da agulha esteja de face para baixo, e espalhar o espécime resultante entre duas lâminas. Repetir com uma segunda lâmina. Deixar as quatro lâminas secarem antes de colocá-las na caixa de lâminas e fechar com lamínula. Aspirar solução preservativa para o interior da seringa e lavar o conteúdo de volta no recipiente do espécime. Se necessário, também enviar amostrar para microbiologia.

22 Biópsia de linfonodo

PASSOS CIRÚRGICOS

1 **Posicionamento do paciente**
2 **Incisão**
3 **Biópsia linfonodal excisional e incisional**
4 **Hemostasia e fechamento**
5 **Preparação da amostra**

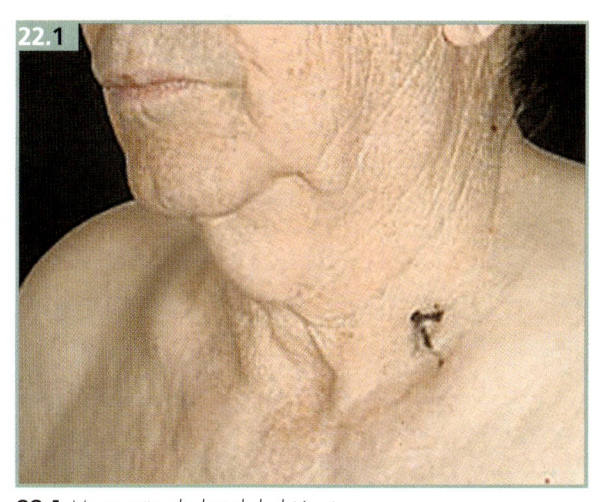

PROCEDIMENTO

1 Posicionamento do paciente

Biópsia ou excisão de gânglio linfático pode ser realizada sob anestesia geral ou local. Posicionar a mesa de operação com a cabeceira elevada. Girar a cabeça do paciente para o lado oposto a ser operado. Marcar a incisão sobre o linfonodo, fazendo uso das linhas de tensão da pele relaxada, tomando cuidado para evitar o trajeto de nervos superficiais. Injetar 10 mL de lidocaína 1% com adrenalina na proporção de 1/200.000. Preparar a pele com solução iodada e colocar campos cirúrgicos no paciente, incluindo um campo para a cabeça (**22.1**, **22.2**).✪

22.1 Marcação do local da biópsia.

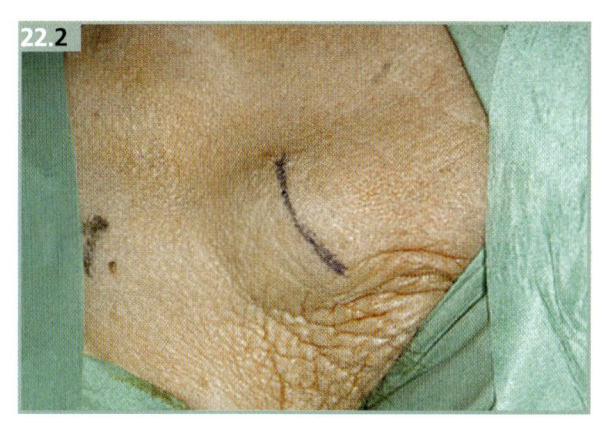

22.2 Colocando campos no local da biópsia.

✪ Dica para o cirurgião

O linfonodo a ser biopsiado deve ser marcado pré-operatoriamente (**22.1**). Se mais de um nódulo for palpável, considerar outros fatores que possam tornar a biópsia mais fácil, por exemplo, profundidade do gânglio linfático, trajeto de nervos adjacentes, em particular o ramo mandibular marginal do nervo facial, o nervo acessório e o nervo auricular magno.

2 Incisão

Incisar pele, gordura subcutânea e platisma com lâmina 10. Palpar o nódulo para localizá-lo, e, utilizando tesura de McIndoe e pinça anatômica, dissecar delicadamente até atingir a superfície do linfonodo. Afastar o músculo esternocleidomastóideo, se necessário. Um afastador autostático pequeno pode ser utilizado (**22.3**).

3 Biópsia excisional e incisional de gânglio linfático

Se possível, excisar o gânglio linfático inteiro (**22.4**). Utilizando tesoura de McIndoe, dissecar junto à superfície do linfonodo para evitar danos às estruturas circunjacentes. Utilizar diatermia no pedículo vascular. Se a excisão do nódulo for impossível, utilizar diatermia de corte para remover uma cunha de tecido. ✪

4 Hemostasia e fechamento

Assegurar hemostasia. Ocasionalmente, um dreno de sucção pode ser necessário. Fechar fáscia cervical profunda e platisma com vicryl 2/0, e utilizar prolene 3/0 ou grampos na pele (**22.5**)

5 Preparação da amostra

O espécime deve ser dividido em amostras seca e em formalina, conforme necessário; obedecer às instruções e preferências dos seus departamentos locais de histopatologia e hematologia. Amostras para microbiologia também podem ser providas neste momento.

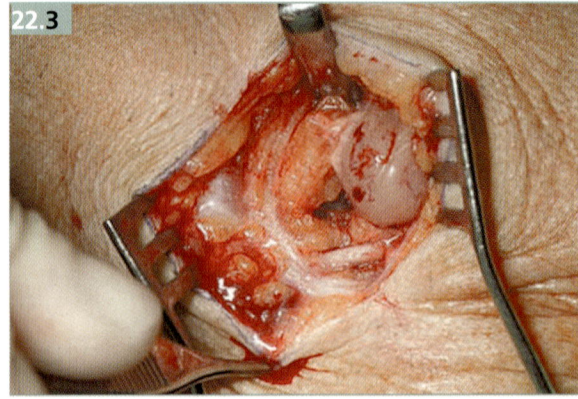

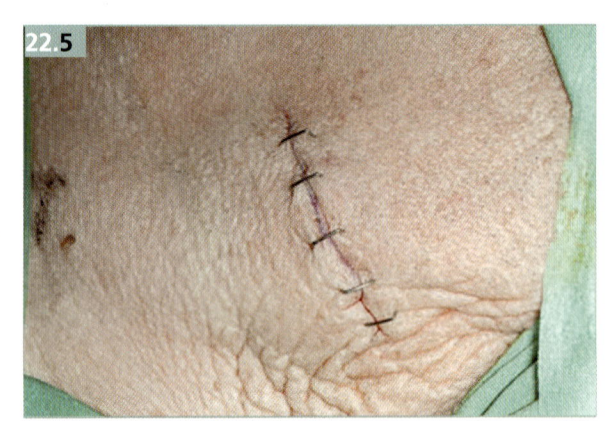

22.3 Exposição do linfonodo.

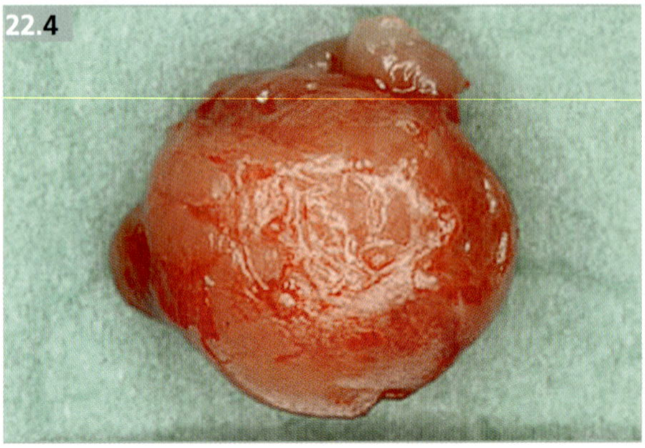

22.4 Biópsia de gânglio linfático inteiro.

22.5 Fechamento da pele.

✪ Dica para o cirurgião

A fim de preservar a arquitetura do linfonodo, evitar manipular o tecido diretamente. Utilizar pinça de Allis ou anatômica na cápsula do gânglio linfático para evitar dano tecidual.

23 Tonsilectomia e adenoidectomia

Tonsilectomia

PASSOS CIRÚRGICOS

1. Posicionamento do paciente
2. Inserção de um abridor de boca de Boyle-Davis
3. Dissecção das tonsilas
4. Hemostasia

PROCEDIMENTO

1 Posicionamento do paciente
Posicionar a cabeça do paciente próxima à borda da mesa de operação. Posicionar um coxim sob os ombros do paciente para estender o pescoço. Colocar um campo cirúrgico na cabeça do paciente, deixando expostos o nariz e a boca.

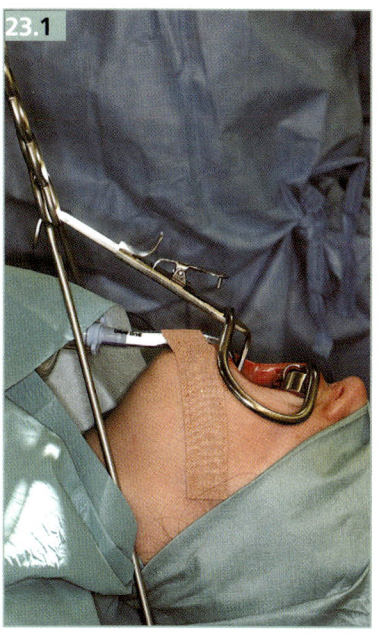

23.1 Inserção de um abridor de boca de Boyle-Davis.

2 Inserção de um abridor de boca de Boyle-Davis
Assegurar que o tubo endotraqueal esteja fixado na linha mediana. Inspecionar a cavidade oral quanto a dentes frouxos ou danificados. Selecionar um abaixador de língua de tamanho apropriado. Segurar o abridor de Boyle-Davis com a sua mão direita e abrir a boca do paciente usando o indicador e o polegar da mão esquerda. Inserir o abridor de Boyle-Davis ao longo do tubo endotraqueal e prender a proteção de dentes sobre os incisivos superiores. O tubo endotraqueal deve repousar no sulco do abaixador de língua, e a língua deve ser posicionada na linha mediana. Abrir delicadamente o abridor de Boyle-Davis tomando cuidado para evitar lesão nos lábios. Posicionar o abridor de Boyle-Davis sobre hastes de Draffin* para obter uma boa visão das tonsilas, e aspirar quaisquer secreções da cavidade oral (**23.1**).✪

✪ **Dica para o cirurgião**
Se o paciente for edêntulo, posicionar uma compressa de gaze sobre a gengiva superior para protegê-la de lesões e para ancorar o abridor.

✪ **Dica para o cirurgião**
Se estiver operando um paciente com síndrome de Down, tomar cuidado com o posicionamento do pescoço, uma vez que há uma incidência mais alta de instabilidade atlantoaxial.

---

*N. do T.: A haste de Draffin é um tipo de estabilizador para o abridor de boca, permitindo que o cirurgião tenha as duas mãos livres.

✪ **Dica para o cirurgião**
Evitar dissecar a base da língua, o que pode levar a sangramento de difícil controle.

✪✪ **Dica para o cirurgião**
Ocasionalmente, o sangramento pode ser grave. Aplicar um agente hemostático (p. ex., Surgicel®) na fossa tonsilar e suturar em conjunto os pilares tonsilares posterior e anterior com pontos separados vicryl 2/0.

✪✪ **Dica para o cirurgião**
Uma vez que o cirurgião esteja familiarizado com a dissecção com instrumentos frios, a diatermia bipolar pode ser usada como técnica alternativa. Outras técnicas incluem coblação e dissecção a laser, e, nos EUA, a diatermia monopolar é utilizada eventualmente.

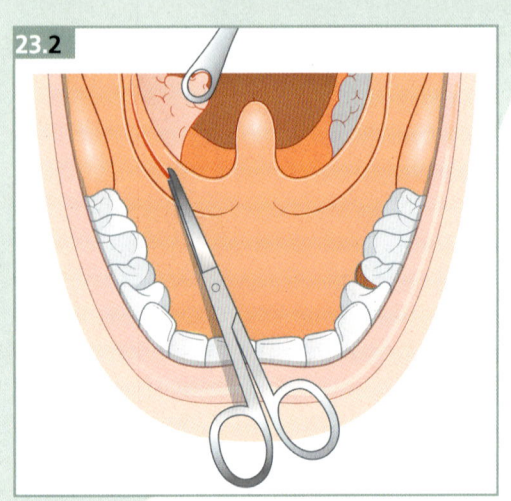

3 Dissecção das tonsilas

Com uma pinça de tonsila (Dennis Brown), afastar a tonsila medialmente. Utilizar uma tesoura para realizar uma incisão curva na mucosa aproximadamente 2 mm lateralmente à margem do pilar tonsilar anterior, ao nível do polo tonsilar superior (**23.2**). Prolongar a incisão inferiormente na direção da base da língua e medialmente na direção da úvula, tomando cuidado para não a lacerar. Através da dissecção com tesoura, identificar o polo tonsilar superior e afastá-lo medialmente e inferiormente com pinça tonsilar. Utilizar um descolador de Gwynne Evans para dissecar em um plano entre a cápsula tonsilar e a parede faríngea, evitando trauma aos músculos da parede faríngea. Lesões dos músculos faríngeos cursam com risco aumentado de sangramento e dor pós-operatória. ✪

4 Hemostasia

Utilizar uma pinça de Negus curva para clampear o polo tonsilar inferior e um laço de vicryl 2/0 para ligá-lo. Ligar pontos sangrantes utilizando a pinça de Negus reta e laços (**23.3**). Tamponar a fossa tonsilar com um tampão tonsilar enquanto continua-se com o procedimento no lado contralateral. Isto geralmente controlará pequenos sangramentos.

Remover os tampões e checar quanto a sangramentos. Assegurar que a hemostasia tenha sido obtida antes de remover o abridor de Boyle-Davis.

Aspirar qualquer sangue do espaço retronasal com uma sonda de aspiração fina, passada através do nariz. Relaxar o abridor de Boyle-Davis por 3 minutos. Assegurar que não exista nenhum sangramento. Repetir a hemostasia, se necessário. Remover o abridor de boca, tomando cuidado para não deslocar o tubo endotraqueal. ✪✪

23.2 Incisão curva.

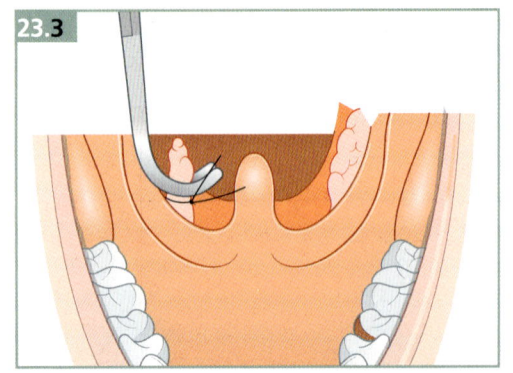

23.3 Hemostasia.

Adenoidectomia

PASSOS CIRÚRGICOS

1. Posicionamento do paciente
2. Inserção de um abridor de boca de Boyle-Davis
3. Adenoidectomia por diatermia de aspiração

PROCEDIMENTO

1 Posicionamento do paciente

Posicionar a cabeça do paciente próxima à borda da mesa de operação. Colocar o paciente sobre a mesa em decúbito dorsal. Colocar, um campo cirúrgico sobre a cabeça do paciente deixando expostos o nariz e a boca. ✪

2 Inserção de um abridor de boca de Boyle-Davis

Como para a tonsilectomia. ✪✪

3 Adenoidectomia por diatermia de aspiração

Afastar o palato mole usando sondas de aspiração de pequeno calibre passadas através do nariz (**23.4**). Utilizando um espelho laríngeo, inspecionar o espaço retronasal.

Utilizar a ponteira de diatermia de aspiração para realizar a ablação do tecido adenoideano, sob visão direta com o espelho (**23.5**). Evitar aplicar a diatermia na parede lateral, uma vez que isto leva a lesões nos orifícios das tubas auditivas, com potencial formação de cicatrizes. Procurar visualizar claramente o vômer ao término do procedimento. Utilizar um tampão tonsilar umedecido para limpar quaisquer detritos e dissipar o calor, e depois da remoção, assegurar que o espaço retronasal esteja seco, com auxílio do espelho. ✪✪✪

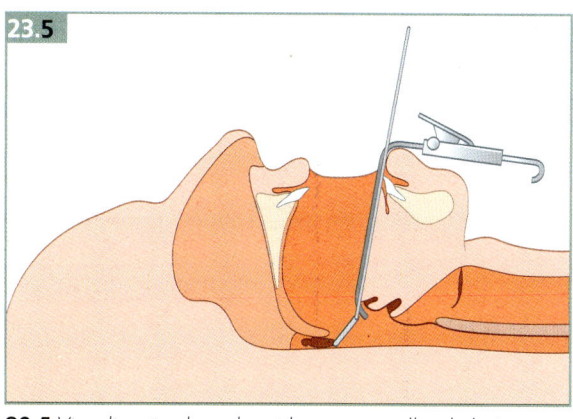

23.5 Visualização das adenoides com espelho de laringe.

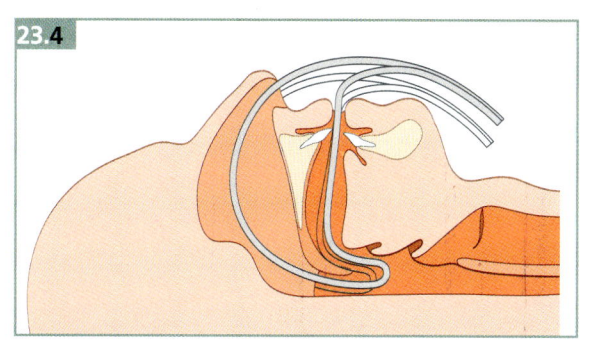

23.4 Afastamento do palato mole.

✪ Dica para o cirurgião

Evitar hiperextensão do pescoço, uma vez que isto cursa com risco aumentado de dano às estruturas faríngeas posteriores.

✪✪ Dica para o cirurgião

Assegurar-se de que a úvula não é bífida e palpar o palato para excluir anormalidades anatômicas, como fenda palatina submucosa.

✪✪✪ Dica para o cirurgião

Antibióticos são aconselhados após a adenoidectomia por diatermia de aspiração, para evitar uma infecção no leito de esfacelo em cura e halitose.

✪✪✪ Dica para o cirurgião

Uma cureta pode ser usada como método alternativo para a adenoidectomia.

24 Uvulopalatoplastia

PASSOS CIRÚRGICOS

1 Posicionamento do paciente
2 Inserção de um abridor de boca de Boyle-Davis e infiltração de anestésico local e adrenalina
3 Dissecção
4 Hemostasia

PROCEDIMENTO

1 Posicionamento do paciente

Posicionar a cabeça do paciente próxima à borda da mesa de operação. Posicionar um coxim sob os ombros do paciente para estender o pescoço. Colocar um campo cirúrgico sobre a cabeça do paciente, deixando expostos o nariz e a boca.

2 Inserção de um abridor de boca de Boyle-Davis e infiltração de anestésico local e adrenalina

Assegurar que o tubo endotraqueal esteja fixado na linha mediana. Inspecionar a cavidade oral quanto a dentes frouxos ou danificados. Selecionar um abaixador de língua de tamanho apropriado. Segurar o abridor de Boyle-Davis com a sua mão direita e abrir a boca do paciente usando o indicador e o polegar da sua mão esquerda. Inserir o abridor de Boyle-Davis ao longo do tubo endotraqueal e fixar a proteção de dentes sobre os incisivos superiores. O tubo endotraqueal deve repousar no sulco do abaixador de língua, e a língua deve ser posicionada na linha mediana.

Abrir delicadamente o abridor de Boyle-Davis, tomando cuidado para evitar lesões nos lábios. Posicionar o abridor de Boyle-Davis nas hastes de Draffin (**24.1**) para obter uma boa visão do palato e tonsilas. Alternativamente, pode ser utilizada uma mesa de Mayo. Aspirar quaisquer secreções da cavidade oral. Injetar anestésico local e adrenalina (2 cartuchos dentários de lidocaína 2% e adrenalina na proporção de 1/80.000) no palato.

3 Dissecção

Se as tonsilas estiverem presentes, elas devem ser removidas (ver 23 – Tonsilectomia e adenoidectomia). A ressecção palatal pode ser realizada com diatermia cortante, *laser* de CO_2, Nd-YAG ou KTP. Caso se opte pelo *laser*, precauções de rotina para *laser* precisam ser adotadas e a face, a orofaringe e a nasofaringe devem ser protegidas com compressas úmidas. (Ver 29 – Microlaringoscopia e uso de laser, para mais detalhes sobre segurança com o *laser*.)

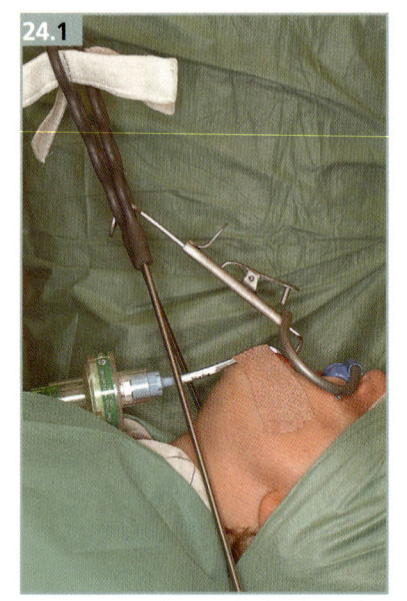

Palpar a junção do palato duro e mole. Com diatermia ou *laser*, marcar o limite superior da sua dissecção medindo 25% do comprimento do palato mole em cada lado da úvula (**24.2**). Estabilizar o tecido palatal sob tensão com pinça de Dennis Brown. Excisar uma cunha de palato mole até o ponto marcado, incluindo uma tira do pilar tonsilar anterior. Aparar metade do comprimento da úvula (**24.3, 24.4**).

24.1 *Inserção de um abridor de Boyle–Davis.*

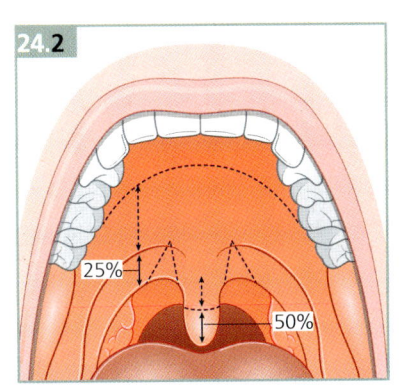

24.2 Mensuração do limite de dissecção desde a junção dos palatos duro e mole.

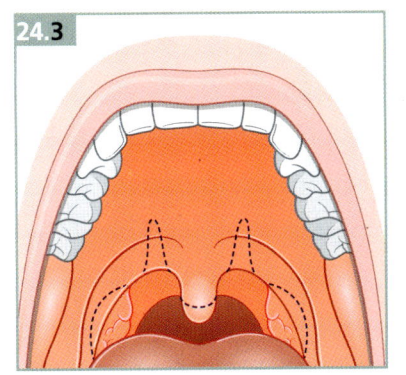

24.3 Linhas de dissecção marcadas.

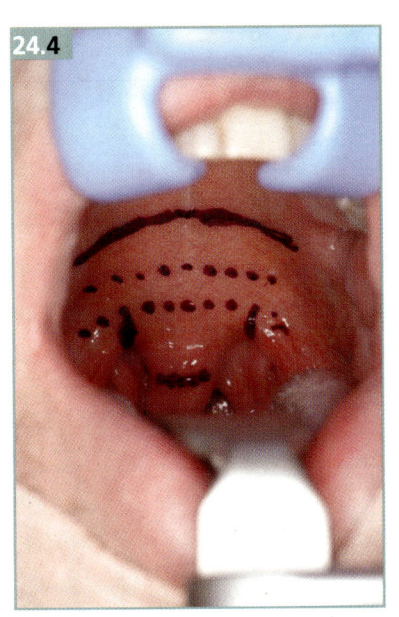

24.4 Visão intraoperatória das linhas de dissecção.

4 Hemostasia

Assegurar hemostasia e suturar as margens mucosas da úvula com vicryl 2/0. Aspirar qualquer sangue do espaço retronasal com uma sonda de aspiração de pequeno calibre passada através do nariz. Remover o abridor de Boyle-Davis, tomando cuidado para não deslocar o tubo endotraqueal.

✪ Dica para o cirurgião

Muitas variações da técnica básica de dissecção encontram-se descritas. Os autores utilizam uma variação da técnica de Kamani.

✪✪ Dica para o cirurgião

As artérias da úvula podem se retrair e causar sangramento perturbador durante a dissecção do palato. Evitar esta situação dissecando inicialmente a mucosa palatal, e, a seguir, utilizando diatermia monopolar para cauterizar os tecidos na região da artéria da úvula.

25 Traqueostomia

Traqueostomia eletiva em adulto

PASSOS CIRÚRGICOS

1. Posicionamento do paciente
2. Marcação e anestesia local
3. Incisão
4. Separação dos músculos em fita
5. Secção do istmo tireóideo
6. Verificação do equipamento
7. Traqueostomia e inserção do tubo
8. Fixação do tubo, fechamento e curativo

PROCEDIMENTO

1 Posicionamento do paciente
Posicionar a cabeça do paciente próxima à borda da mesa de operação sobre uma rodilha. Colocar um coxim sob os ombros do paciente para estender o pescoço. Posicionar a mesa de operação com a cabeceira elevada. Assegurar que um tubo endotraqueal esteja posicionado superiormente e que o anestesista tenha acesso a ele. Preparar a pele com solução iodada aquosa desde o mento, superiormente, até os mamilos, inferiormente, e colocar um campo cirúrgico sobre a cabeça.✪

2 Marcação e anestesia local
Marcar uma incisão transversa de 5 cm em um sulco da pele a meio caminho entre a incisura esternal e o anel cricóideo. Injetar 20 mL de anestésico local na forma de lidocaína 0,5% com adrenalina na proporção de 1/200.000 (**25.1**).✪✪

3 Incisão
Com uma lâmina 10, incisar pele, gordura subcutânea e platisma, até atingir as veias jugulares anteriores. Seccionar e ligar as veias jugulares anteriores com vicryl 2/0. Continuar dissecando até o nível dos músculos em fita (**25.2**). Aplicar um afastador autostático.

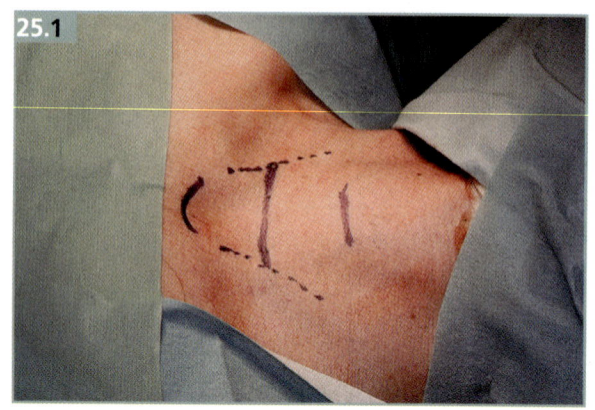

25.1 Marcação para traqueostomia.

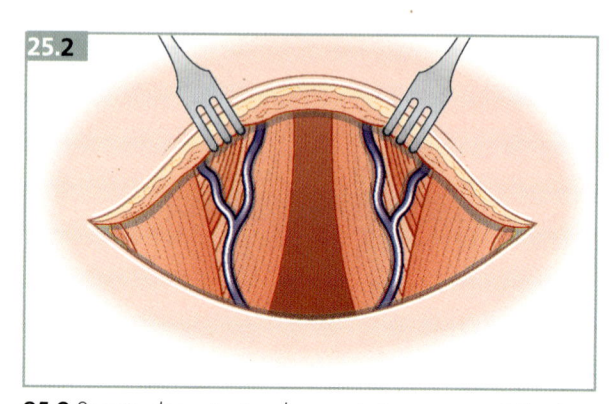

25.2 Secção das veias jugulares anteriores e exposição dos músculos em fita.

✪ Dica para o cirurgião
Sempre avaliar o pescoço de um paciente pré-operatoriamente, e considerar quaisquer fatores que possam afetar a facilidade de acesso à traqueia:
- Obesidade.
- Extensão limitada do pescoço.
- Pescoço curto.
- Cirurgia ou radioterapia prévia no pescoço.

✪ Dica para o cirurgião
Em pacientes obesos, utilizar uma fita passando em torno do mento até a cabeceira da mesa, para elevar pele e gordura redundantes para fora do campo operatório.

4 Separação dos músculos em fita

Separar os músculos em fita na linha mediana utilizando tesoura de McIndoe. Utilizando um *swab* de Lahey, expor o istmo da tireoide. Inserir dois afastadores de Langenbeck sob o músculo esternotireóideo (**25.3**).

5 Secção do istmo tireóideo

Com um clipe forte, separar o istmo da tireoide da traqueia subjacente. Inserir clipes e seccionar o istmo conforme mostrado (**25.4-25.6**). Transfixar o istmo com vicryl 2/0. ✪✪✪

✪✪ **Dica para o cirurgião**

Traqueostomias podem, ocasionalmente, ter de ser efetuadas sob anestesia local (LA) em um contexto clínico de urgência. Inicialmente, instilar LA e adrenalina na pele e tecidos subcutâneos, e infiltrar os tecidos mais profundos à medida que você for progredindo. Antes da fenestração traqueal, injetar LA no interior da traqueia.

✪✪✪ **Dica para o cirurgião**

Constitui prática dos autores seccionar o istmo da tireoide com diatermia de corte monopolar.

✪ **Dica para o cirurgião**

Usar suturas de tração entre a janela

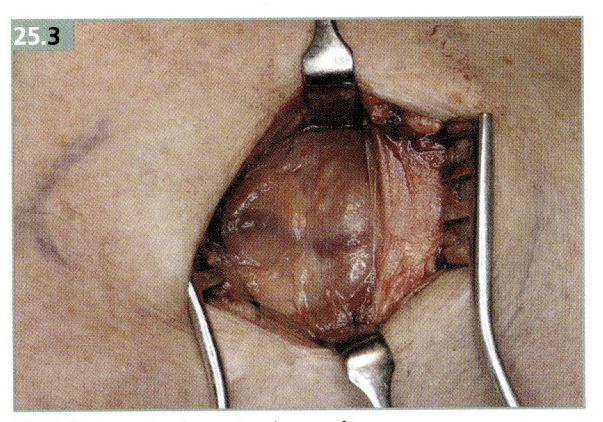

25.3 Separação dos músculos em fita.

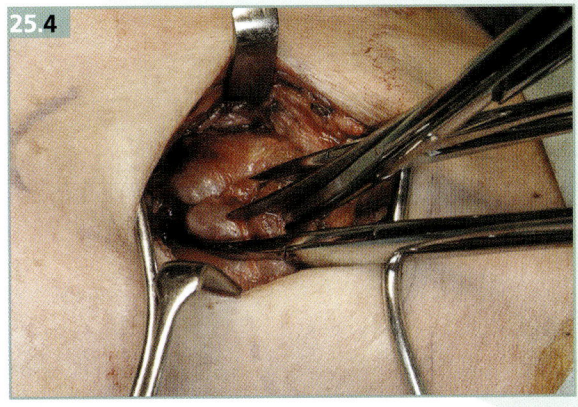

25.4-25.6 Secção do istmo da tireoide.

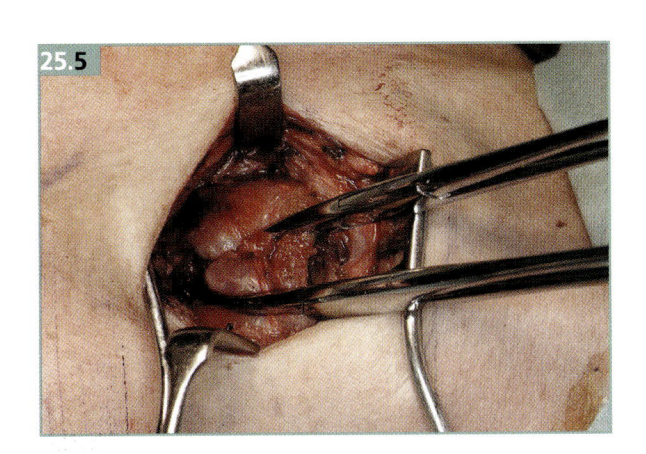

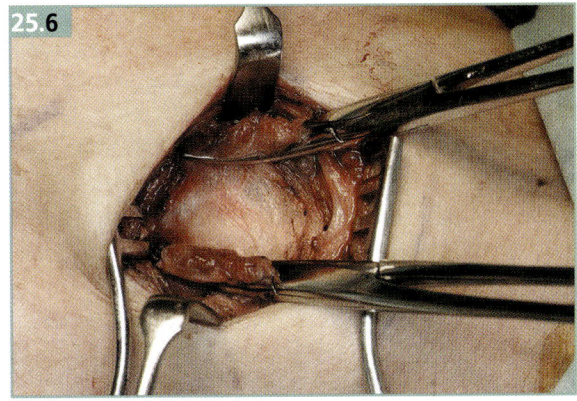

traqueal e a pele para assegurar acesso

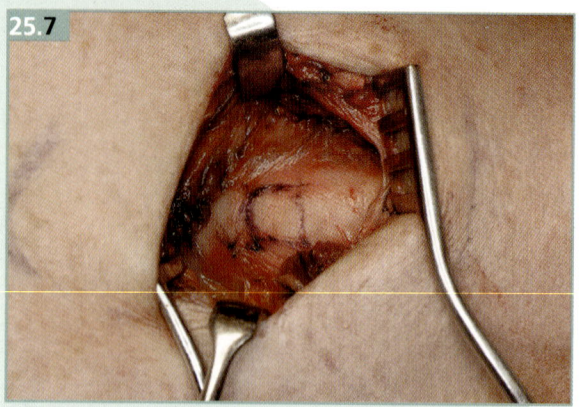

25.7, 25.8 Traqueostomia.

irrestrito no caso de o tubo de traqueostomia ser deslocado (**25.9**).

✪✪ Dica para o cirurgião
Constitui prática dos autores suturar o flange do tubo de traqueostomia à pele com náilon 0 para segurança adicional.

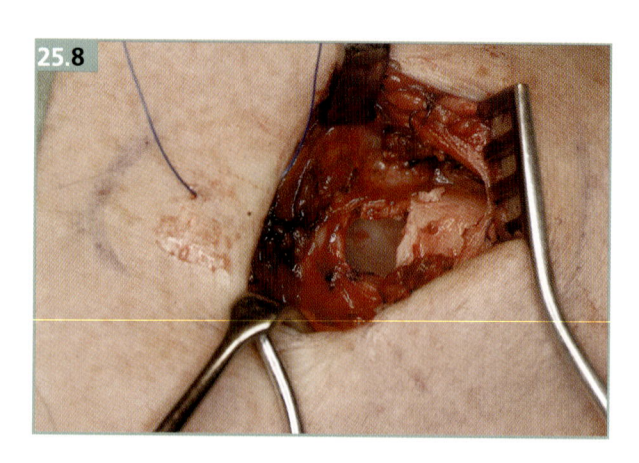

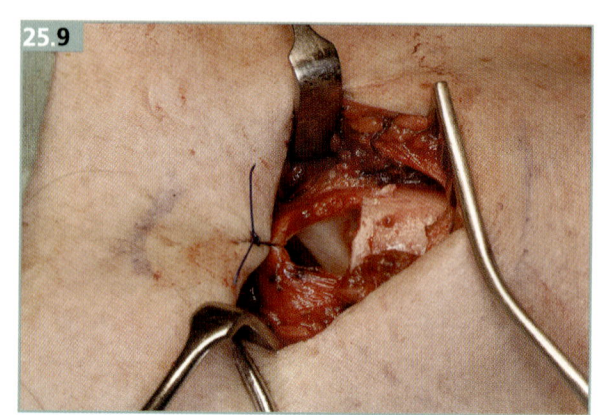

25.9 Sutura de tração entre a traqueia e a pele.

6 Verificação do equipamento
Checar que o tamanho do tubo de traqueostomia esteja correto e testar o *cuff* com 20 mL de ar ou soro fisiológico; certificar-se de que aspiração esteja disponível. Inserir o obturador e aplicar gel aquoso na ponta. Caso se pretenda utilizá-lo, assegurar que um tubo interno não fenestrado esteja disponível. Dispor de tubos de traqueostomia sobressalentes, dilatadores traqueais e aspiração.

7 Traqueostomia e inserção do tubo
Avisar o anestesista que você está pronto para efetuar a traqueostomia. Com uma lâmina 11 nova, proceder à fenestração na traqueia, entre o segundo e o terceiro anéis traqueais (**25.7, 25.8**). Utilizar uma pinça forte para estabilizar o tecido traqueal. Pedir ao anestesista que retire lentamente o tubo endotraqueal, até que sua extremidade seja apenas visível. Aspirar secreções. Inserir o tubo de traqueostomia e reposicionar o obturador com o tubo interno não fenestrado. Inflar o *cuff*. Checar que o paciente esteja adequadamente ventilado. ✪

8 Fixação do tubo, fechamento e curativo
Remover afastadores e autostáticos e verificar a hemostasia. Fechar frouxamente a pele com prolene 2/0. Estabilizar o tubo de traqueostomia com fitas e inserir curativo *lyofoam*. Verificar que as fitas estejam apertadas – deve ser possível introduzir dois dedos entre as fitas e a pele quando o pescoço tiver retornado à posição neutra. ✪✪

Traqueostomia pediátrica eletiva

Detalhes que diferem de adultos:
- Se você não conseguir palpar a cricoide, palpe o osso hioide.
- Não é necessário anestésico local.
- Remover gordura do pescoço com uma ponteira de diatermia cortante.
- Separar os músculos em fita com uma ponteira de diatermia cortante.
- Seccionar o istmo da tireoide com diatermia bipolar.
- Inserir duas suturas de tração do 2º ao 4º anéis traqueais para controlar a fenda da traqueostomia; usar prolene 4/0, clipar as duas extremidades de suturas frouxas e cortar fora a agulha (**25.10**).
- Incisão vertical nos anéis traqueais 2-4.

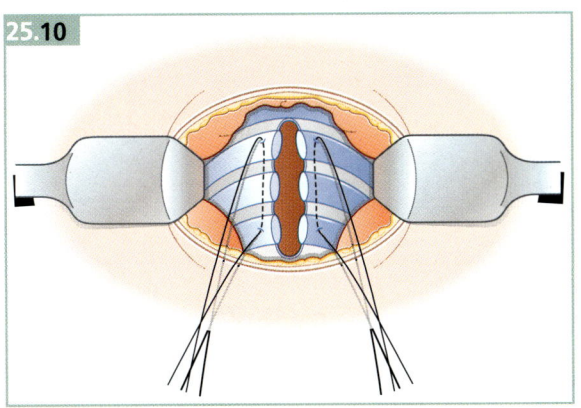

25.10 *Suturas de tração na traqueostomia pediátrica.*

Traqueostomia de emergência

Traqueostomias de emergência normalmente são executadas como procedimento para salvar vidas. Realizar uma incisão mediana longitudinal, usando os dedos da mão esquerda para afastar tecidos, e palpar a traqueia. Continuar com a incisão até que a traqueia seja atingida, e, então, realizar uma fenda vertical na parede traqueal. Efetuar hemostasia depois que a via aérea tenha sido capturada.

26 Procedimentos diagnósticos no trato aerodigestório superior

Laringoscopia direta (DL)

PASSOS CIRÚRGICOS

1. Variedade de laringoscópios
2. Montagem do equipamento
3. Posicionamento do paciente
4. Inserção do endoscópio
5. Manipulação da laringe
6. Biópsia ou procedimento terapêutico

PROCEDIMENTO

1 Variedade de laringoscópios
Escolher um laringoscópio apropriado de uma variedade de endoscópios com diferentes formas, comprimentos e diâmetros luminais para permitir visualização de todos os aspectos da laringe em todos os pacientes (**26.1-26.3**).✪

2 Montagem do equipamento
Você pode necessitar usar uma fibra luminosa simples ou dupla, dependendo do endoscópio. Alguns laringoscópios possuem uma lâmina deslizante que é utilizada para permitir que instrumentos grandes ou tubos endotraqueais sejam introduzidos na laringe. Montar o laringoscópio e a fonte/fibra luminosa antes da laringoscopia.

3 Posicionamento do paciente
Posicionar o paciente supino sobre a mesa de operação com um travesseiro sob os dois ombros, na posição de "cheirando o ar da manhã" com o pescoço flexionado para o tórax, e a cabeça estendida sobre o pescoço (**26.4**).

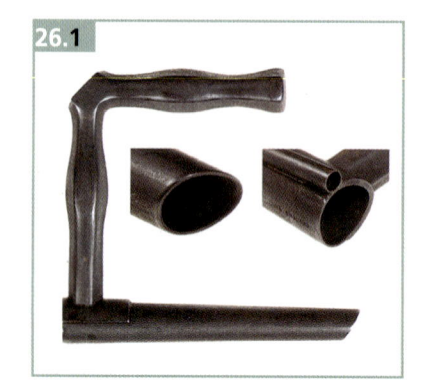

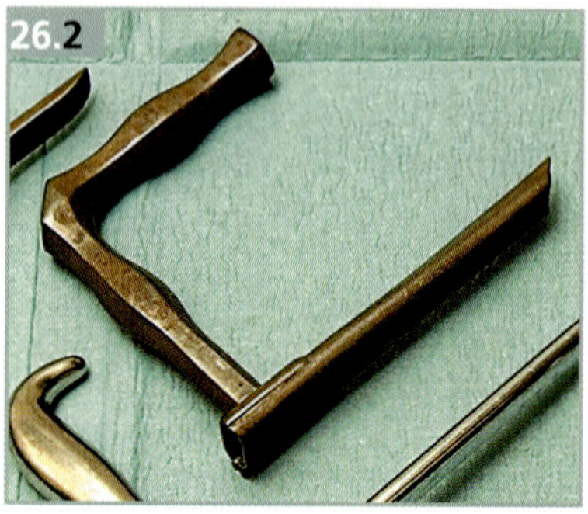

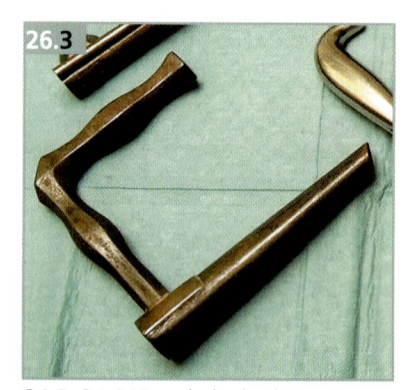

26.1-26.3 Variedade dos laringoscópios.

✪ **Dica para o cirurgião**
Discutir com o anestesista a escolha do tubo endotraqueal (tubo RAE "frente sul" ou um de microlaringoscopia) e o lado no qual o tubo deve ser afixado.

✪ **Dica para o cirurgião**
Os desenhos afunilados, por exemplo, Bouchayer, permitem acesso mais fácil para instrumentos e maior iluminação com a luz do microscópio.

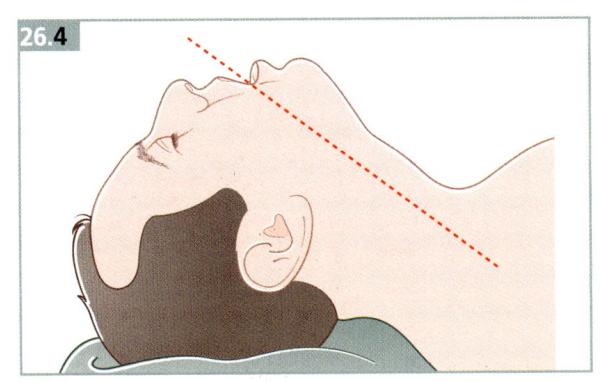

26.4 Posicionamento do paciente.

✪✪ Dica para o cirurgião
Abrir a mandíbula utilizando o polegar para empurrá-la para longe de você, enquanto, simultaneamente, utiliza os dedos indicador e médio para empurrar o maxilar. Evitar rodar o endoscópio na boca ou se apoiar sobre a dentição como um fulcro. Utilizar o polegar da mão não dominante por baixo do endoscópio para prevenir danos aos dentes.

✪✪✪ Dica para o cirurgião
Um endoscópio específico pode ser necessário para visualizar a comissura anterior.

4 Inserção do endoscópio

Proteger os dentes superiores com protetor de boca, ou compressa úmida, em pacientes edêntulos. Lubrificar o endoscópio com gel à base de água.

Utilizando sua mão dominante, introduzir o endoscópio na boca, na direção da parede faríngea posterior. Com a outra mão, manter aberta a boca e proteger os lábios de lesões (**26.5**, **26.6**).✪✪

Avançar o laringoscópio para a faringe e úvula, tendo cuidado para não deslocar o tubo endotraqueal. Angular o endoscópio para a esquerda e a direita e examinar as fossas tonsilares. Elevar o endoscópio enquanto ele é avançado na linha mediana, tracionando a base da língua para cima, com o tubo endotraqueal abaixo do endoscópio. Seguir o tubo endotraqueal e avançar o endoscópio até que se visualize a epiglote. Examinar as valéculas. Avançar o endoscópio por baixo da epiglote para o interior da entrada da laringe. Examinar a laringe supraglótica, pregas ariepiglóticas, a superfície laríngea infra-hióidea da epiglote, e as bandas ventriculares ou falsas pregas vocais. Assegure-se de que você tem uma visão clara da totalidade da laringe, pregas vocais e comissura anterior.✪✪✪

5 Manipulação da laringe

Utilizar movimentos externos sobre o arcabouço da laringe para visualizar todos os recessos da laringe. Utilizar "pressão na cricoide" para visualizar a comissura anterior.

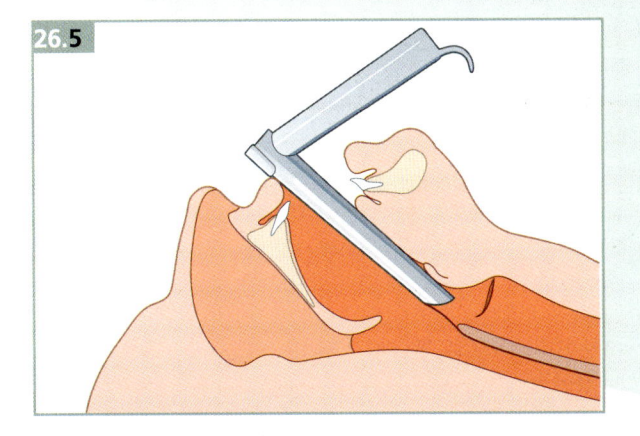

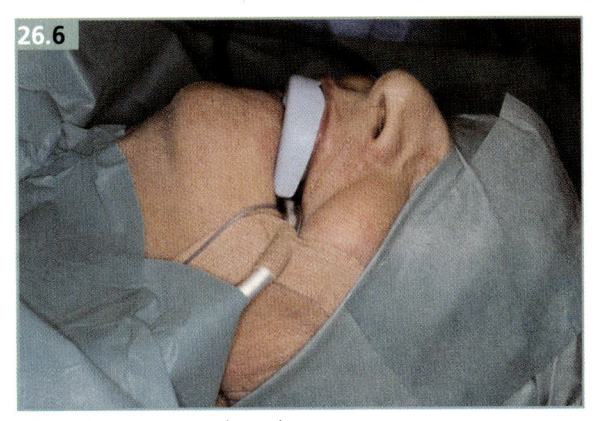

26.5, 26.6 Inserção do endoscópio.

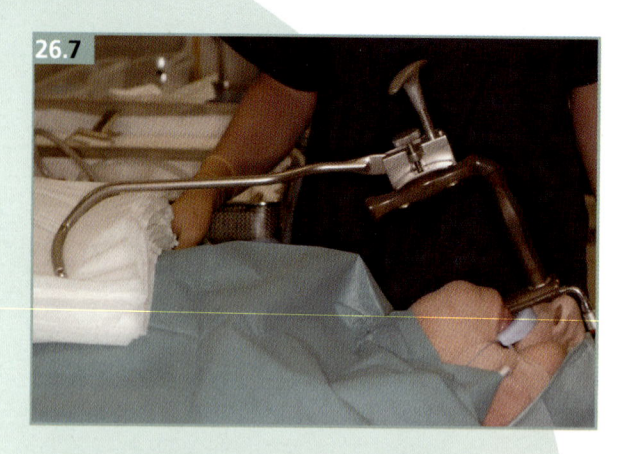

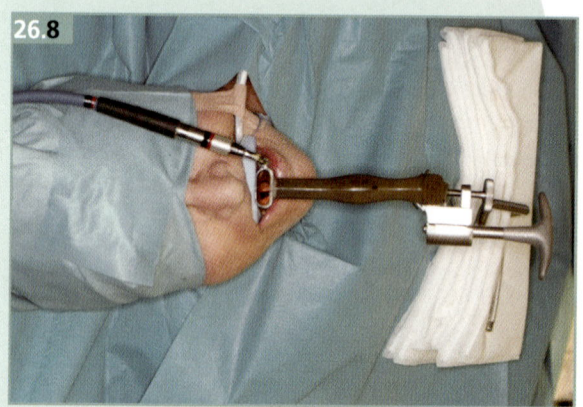

26.7, 26.8 Estabilizador externo.

Faringoscopia direta (DP)

PASSOS CIRÚRGICOS

1. Equipamento e montagem
2. Posicionamento do paciente
3. Inserção do endoscópio
4. Manipulação da faringe
5. Biópsia ou procedimento terapêutico

PROCEDIMENTO

1 Equipamento e montagem
O faringoscópio tem um cano mais longo que o laringoscópio, e a lâmina superior é mais longa (**26.9**). Montar o faringoscópio e a fonte de luz com fibra dupla antes da faringoscopia.

2 Posicionamento do paciente
Posicionar como para uma laringoscopia direta. Extensão adicional pode ser necessária para retificar o esôfago cervical.

3 Inserção do endoscópio
Proteger os dentes superiores com proteção de boca ou compressa úmida (em pacientes edêntulos). Lubrificar o endoscópio com gel à base de água. Inserir o endoscópio como na laringoscopia. Acompanhar a parede faríngea posterior mais para além da orofaringe, na direção da parede hipofaríngea posterior, até que se possa visualizar a mucosa retrocricóidea. O tubo endotraqueal deve estar acima do endoscópio a esta altura. ✪

4 Manipulação da faringe
Deslizar a ponta do endoscópio para um lado e inspecionar o seio piriforme. Repetir no outro lado. Utilizar, então, a ponta do endoscópio para elevar a laringe para frente e inspecionar a mucosa retrocricóidea, inferiormente, até o músculo cricofaríngeo.

6 Biópsia ou procedimento terapêutico
Segurar o laringoscópio com sua mão não dominante e obter peças para biópsias utilizando a mão dominante. Frequentemente é útil usar um estabilizador externo, tal como um braço de suspensão, para liberar ambas as mãos para aspiração e pinça de biópsia (**26.7**, **26.8**). Para visualizar o sáculo laríngeo, ventrículo e subglote inferior à superfície da prega vocal, utilizar endoscópios de Hopkins de 0° e de 90°.

Ao término do procedimento, retirar o laringoscópio tomando cuidado para não desalojar o tubo endotraqueal.

26.9 Faringoscópio.

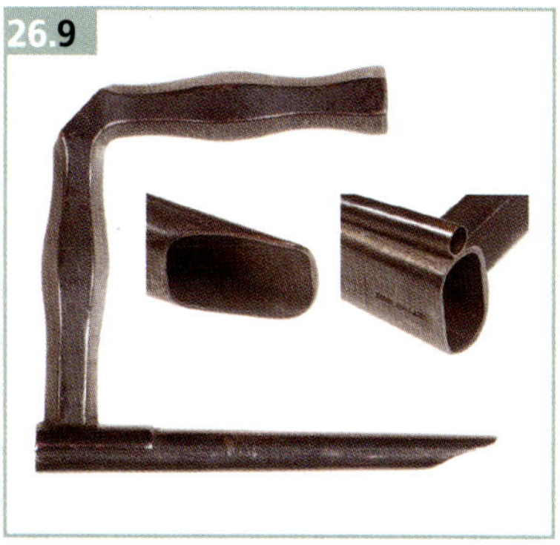

Esofagoscopia direta (DO)

PASSOS CIRÚRGICOS

1. **Variedade de esofagoscópios**
2. **Equipamento e montagem**
3. **Posicionamento do paciente**
4. **Inserção do endoscópio**
5. **Biópsia ou procedimento terapêutico**

PROCEDIMENTO

5 Biópsia ou procedimento terapêutico
Segurar o faringoscópio com sua mão não dominante e obter peças para biópsias utilizando a mão dominante, com pinça longa de biópsia ou pinça saca-bocado maior. Ao término do procedimento, retirar o faringoscópio, tendo cuidado para não deslocar o tubo endotraqueal. Palpar a base da língua e áreas tonsilares quanto a quaisquer massas submucosas, e também palpar o pescoço quanto a linfonodos para completar o estadiamento clínico.

1 Variedade de esofagoscópios
Os esofagoscópios são todos semelhantes, mas possuem diferentes comprimentos e diâmetros. Todos os esofagoscópios têm marcações graduadas indicando a distância da ponta do esofagoscópio aos incisivos superiores (**26.10**, **26.11**).

2 Equipamento e montagem
Montar o endoscópio e a fonte de luz/fibra ótica. A fibra ótica pode ser única ou com dois ramos, ou, ainda, fixada a um prisma no extremo proximal do endoscópio.

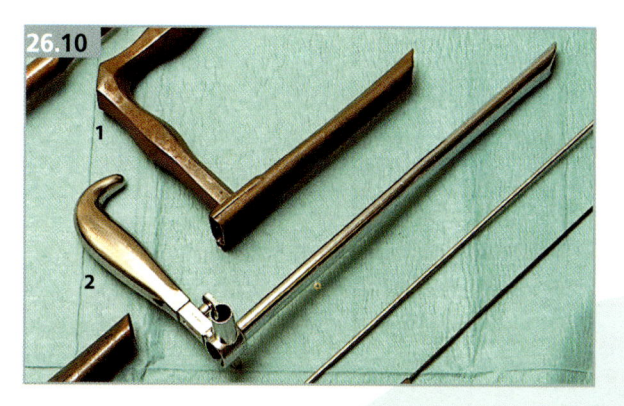

✪ **Dica para o cirurgião**
Seguir a parede posterior da faringe pode cursar com risco de luxação das aritenoides; uma técnica alternativa é seguir o seio piriforme de um lado, na direção da linha mediana.

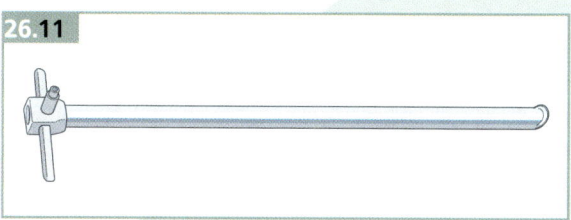

26.10, 26.11 Esofagoscópios. 1: laringoscópio; 2: esofagoscópio.

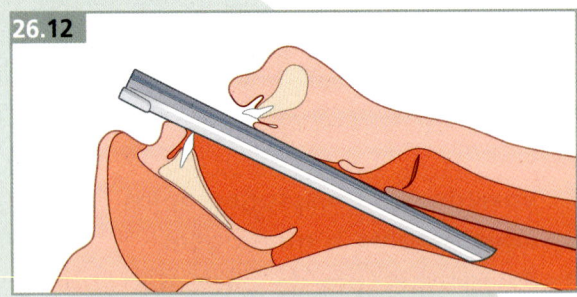

26.12 A posição de "engolidor de espadas".

3 Posicionamento do paciente
Posicionar o paciente supino sobre a mesa de operação com um coxim sob os ombros, na posição de "engolidor de espadas" (**26.12**).✪

4 Inserção do endoscópio
Proteger os dentes superiores com protetor de boca ou compressa úmida (em pacientes edêntulos). Lubrificar o endoscópio com gel à base de água. Introduzir o endoscópio como em faringoscopia. Identificar a parede faríngea posterior e prosseguir com o endoscópio até a mucosa posterior da hipofaringe. Levantar a ponta do endoscópio anteriormente, para desviar a laringe anteriormente. Delicadamente, avançar o endoscópio até que se visualize a depressão em franjas do músculo cricofaríngeo, que está fechada em repouso. A fim de passar o endoscópio através do cricofaríngeo em um paciente paralisado, aplicar pressão delicada com a extremidade do endoscópio.

Visualizar a luz do esôfago. Avançar o endoscópio ainda mais, mirando o centro da luz esofágica, para evitar trauma à mucosa do esôfago. Continuar a avançar o endoscópio o quanto necessário, dependendo da indicação clínica. Examinar a mucosa durante a retirada do endoscópio.

5 Biópsia ou procedimento terapêutico
Segurar o esofagoscópio com sua mão não dominante e colher peças para biópsias utilizando a mão dominante. Ao término do procedimento, retirar o esofagoscópio, tomando cuidado para não deslocar o tubo endotraqueal.✪✪

✪ **Dica para o cirurgião**
Extensão máxima do pescoço com flexão da cabeça fornecerá melhor visualização para esofagoscopia – a posição de "engolidor de espadas".

✪✪ **Dica para o cirurgião**
Tomar cuidado para não causar lesão de espessura total na parede esofágica com a pinça grande de biópsia de esôfago.

Traqueobroncoscopia direta

PASSOS CIRÚRGICOS

1 **Variedade de broncoscópios**
2 **Equipamento e montagem**
3 **Posicionamento do paciente**
4 **Inserção do endoscópio**
5 **Biópsia ou procedimento terapêutico**

PROCEDIMENTO

1 Variedade de broncoscópios
O broncoscópio é semelhante em forma ao esofagoscópio, mas tem um diâmetro mais estreito com um lábio em bico, e furos laterais para permitir ventilação (**26.13**).

2 Equipamento e montagem
Montar o endoscópio e a fonte de luz/fibras óticas.

3 Posicionamento do paciente
Posicionar o paciente supino sobre a mesa de operação com um coxim sob os ombros na posição "cheirando o ar da manhã" (ver **26.4**).

4 Inserção do endoscópio
Proteger os dentes superiores com protetor de boca ou compressa úmida (em pacientes edêntulos). Lubrificar o endoscópio com gel à base de água. Introduzir o endoscópio como na laringoscopia. Passar o endoscópio para a entrada laríngea para visualização da supraglote. Conectar um tubo de ventilação anestésica ao canal de ventilação do broncoscópio. Se o paciente estiver intubado, pedir ao anestesista que retire o tubo endotraqueal de tal modo que a extremidade fique na supraglote. Girar o endoscópio em 90° para possibilitar que a parte mais fina do bico passe, primeiramente, pelas pregas vocais. Mirar o extremo biselado do endoscópio na direção da prega vocal ipsolateral para passá-lo através da glote; uma vez na subglote, retornar o endoscópio para a linha mediana. Confirmar com o anestesista que o paciente está ventilando satisfatoriamente.

Avançar o endoscópio e inspecionar a subglote. A inspeção pode ser feita sob visão direta ou com endoscópio de Hopkins de 0°. Avançar, então, para a traqueia e inspecionar a parede traqueal até a carina. Passar o endoscópio para o interior do brônquio fonte direito, e girar a cabeça para a esquerda, a fim de obter uma visão total da segunda divisão dos brônquios. Retirar o endoscópio e girar a cabeça para a direita, penetrando, então, no brônquio fonte esquerdo até a segunda divisão.✪✪✪

5 Biópsia ou procedimento terapêutico
Segurar o broncoscópio com sua mão não dominante e obter peças para biópsias ou remover corpos estranhos utilizando a mão dominante. Retirar o endoscópio delicadamente, inspecionando a mucosa para assegurar que não tenha ocorrido nenhum trauma à mucosa.✪✪✪✪

Desconectar o tubo de ventilação anestésica e informar ao anestesista que irá restabelecer a ventilação.

✪✪✪ Dica para o cirurgião
O brônquio fonte esquerdo é muito mais difícil de visualizar que o direito porque ele é posicionado mais horizontalmente.

✪✪✪✪ Dica para o cirurgião
Há uma variedade de pinças para a remoção de corpos estranhos, por exemplo, pinças para remover moedas possuem extremidades serrilhadas para apreender a moeda.

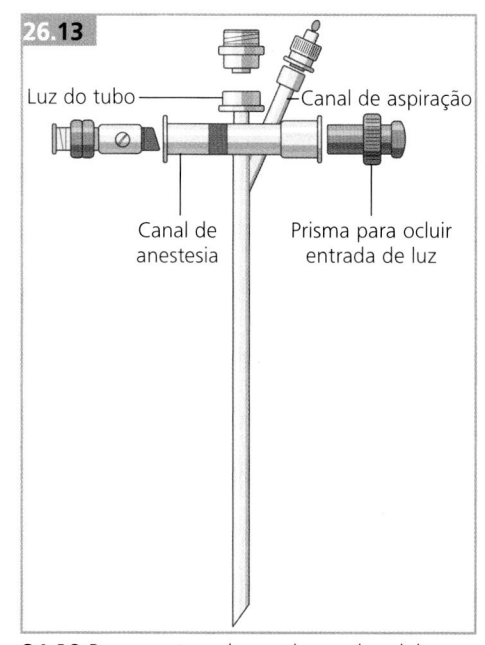

26.13 Broncoscópio de ventilação de adulto.

27 Microlaringoscopia e broncoscopia (MLB) pediátricas para remoção de corpo estranho

PASSOS CIRÚRGICOS

1. **Variedade de laringoscópios e broncoscópios**
2. **Posicionamento do paciente**
3. **Inserção do endoscópio**
4. **Laringoscopia e palpação da laringe**
5. **Traqueobroncoscopia**
6. **Remoção de corpos estranhos utilizando o broncoscópio com ventilação**
7. **Avaliação dinâmica**

PROCEDIMENTO

1 Variedade de laringoscópios e broncoscópios

O equipamento a seguir deve estar disponível, e o cirurgião deve estar familiarizado com a montagem dos instrumentos (**27.1-27.3**).

- Laringoscópios de Benjamin e de Lindholm com fonte de luz.
- Broncoscópios com ventilação em uma variedade de diâmetros com telescópios Storz–Hopkins.
- Sonda laríngea.
- Pontas de aspiração flexíveis.
- Pinças de corpo estranho, por exemplo, pinça para amendoim (*peanut*) e pinça para moedas.

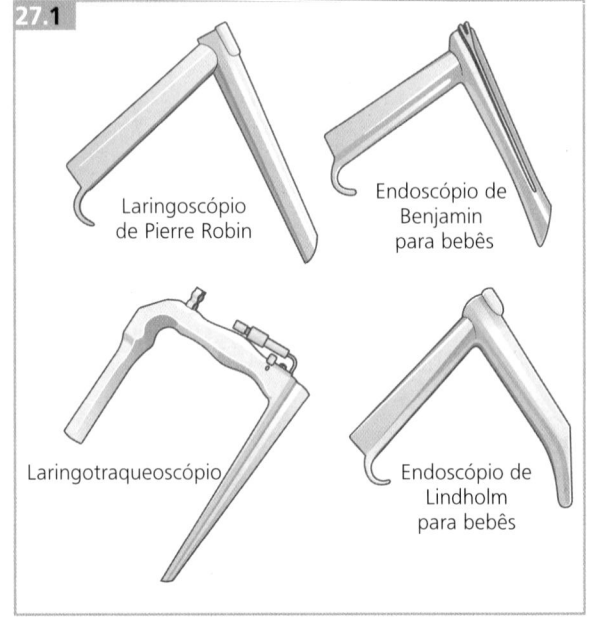

27.1 Laringoscópios pediátricos.

2 Posicionamento do paciente

A criança anestesiada é colocada sobre a mesa de operação com um coxim pequeno sob os ombros, mas sem rodilha, devido ao tamanho relativamente grande do occipício. ✪

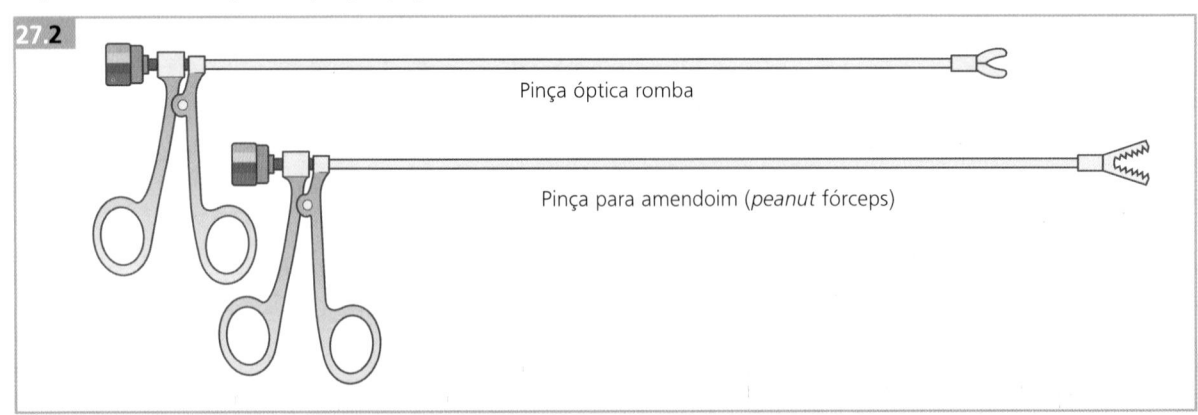

27.2 Pinças ópticas de corpo estranho.

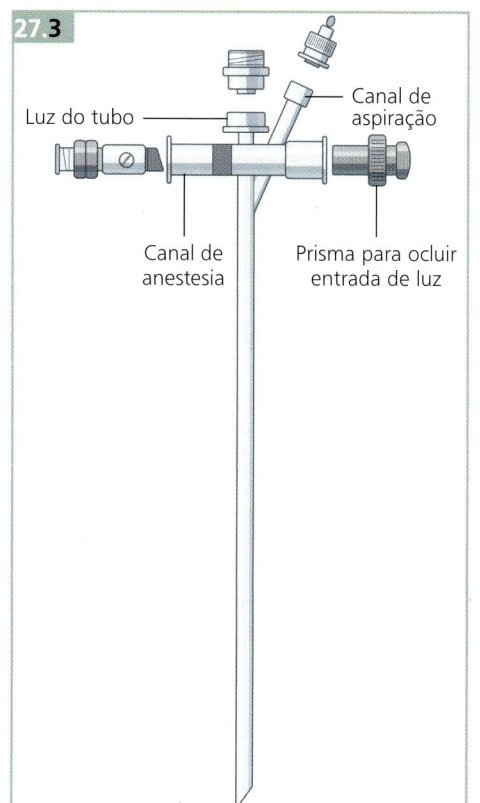

27.3
- Luz do tubo
- Canal de aspiração
- Canal de anestesia
- Prisma para ocluir entrada de luz

27.3 Broncoscópio ventilado pediátrico.

○ **Dica para o cirurgião**

Dependendo da experiência da equipe anestésica e cirúrgica, e da provável doença, diversas técnicas anestésicas estão disponíveis. As opções incluem intubação nasotraqueal, máscara laríngea, ou máscara facial, que é, a seguir removida e inserido broncoscópio com ventilação.
As pregas vocais são nebulizadas com anestésico local para evitar espasmo laríngeo, e a criança é examinada enquanto respira espontaneamente. Ventilação sob pressão deve ser evitada, uma vez que ela pode deslocar um corpo estranho ainda mais distalmente.

3 Inserção do endoscópio

Utilizar gaze umedecida ou protetor dentário para proteger dentes superiores e gengivas. Inserir o laringoscópio lubrificado até a orofaringe, e seguir o tubo nasotraqueal, caso ele esteja *in situ*, até atingir a epiglote. Avaliar a forma da epiglote, procurando particularmente uma epiglote infantil ou em forma de ômega. Com a ponta do endoscópio ainda na valécula, levantar a epiglote para obter uma visão panorâmica do vestíbulo laríngeo (**27.4**). Fixar o laringoscópio em suspensão rígida e posicionar o microscópio. Retirar a extremidade do tubo nasotraqueal para o interior da faringe.

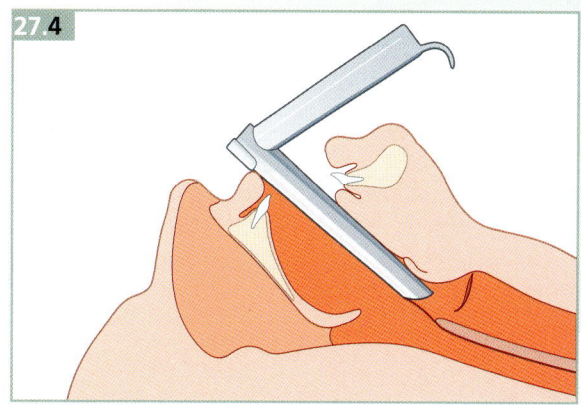

27.4 Inserção do endoscópio para obter uma visão do vestíbulo laríngeo não obscurecida pela epiglote.

4 Laringoscopia e palpação da laringe

Avaliar a laringe, inclusive a subglote, quanto a anormalidades anatômicas. Utilizar um explorador de laringe para palpar a mucosa interaritenóidea e excluir uma fenda laríngea. O explorador também é utilizado para avaliar a mobilidade da articulação cricoaritenóidea, movendo-se a articulação medialmente.

5 Traqueobroncoscopia

Remover o microscópio e inserir um telescópio Storz–Hopkins de 0° através da luz do laringoscópio, para avaliar a subglote e a traqueia inferior até a carina. Se uma traqueostomia estiver *in situ*, remover a cânula antes de inspecionar a parte inferior da traqueia.

6 Remoção de corpos estranhos utilizando broncoscópio ventilado

Remover o laringoscópio e inserir o broncoscópio ventilado utilizando um laringoscópio de anestesia, para levantar a base da língua e a epiglote. Passar o broncoscópio através das pregas vocais, rodando-o em 90°. Conectar o aspirador e o tubo de ventilação anestésica. Avançar a ponta do broncoscópio até a carina, e girar a cabeça delicadamente para o lado oposto, para melhorar o acesso aos brônquios fontes. Inverter o procedimento para o outro lado. Se um corpo estranho estiver presente, utilizar pinça óptica ou aspiração, a fim de retirá-lo para o interior da luz do endoscópio. A seguir, retirar o endoscópio e a pinça, juntamente com o corpo estranho.✪

7 Avaliação dinâmica

Quando o fluxo de anestésico começar a passar, posicionar o telescópio Storz–Hopkins de 0° no vestíbulo laríngeo, usando o laringoscópio de anestesia como anteriormente descrito. Avaliar o movimento das pregas vocais com o objetivo de afastar uma paralisia de prega unilateral/bilateral.

✪ Dica para o cirurgião

Antes de utilizar o broncoscópio ventilado, escolher o instrumento de tamanho apropriado para o tamanho e peso da criança, e familiarizar-se com sua montagem e vários acessórios.

28 Fonocirurgia

Injeção nas pregas vocais

PASSOS CIRÚRGICOS

1 Posicionamento do paciente
2 Microlaringoscopia
3 Injeção na prega vocal

PROCEDIMENTO

1 Posicionamento do paciente
Posicionar o paciente supino sobre a mesa de operação com um travesseiro sob os ombros na posição de "cheirando o ar da manhã" (ver **26.4**).

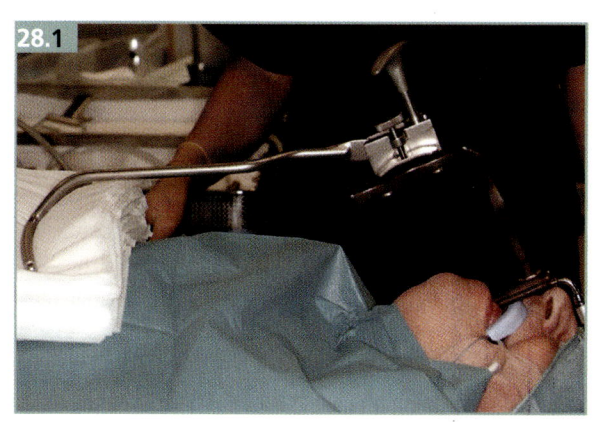

28.1 Inserção do laringoscópio e estativa de suspensão.

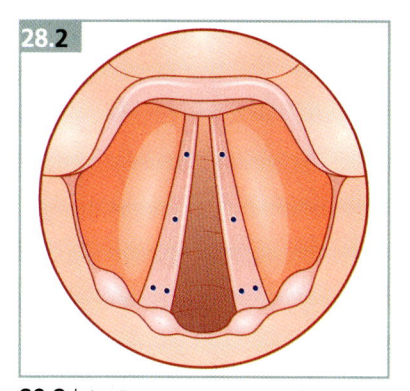

28.2 Injeção nas pregas vocais.

✪ **Dica para o cirurgião**
Ventilação a jato (Jet) é necessária para injeções nas pregas vocais. Complicações da ventilação a jato incluem pneumotórax, pneumoperitônio e pneumomediastino. Sendo assim, é essencial não ocluir o fluxo de ar externo em nenhuma circunstância. Assegure-se de que você e seu anestesista estejam familiarizados com o equipamento e os ajustes antes de iniciar o procedimento.

2 Microlaringoscopia
Inserir o laringoscópio na laringe. Assegurar-se de que você tenha uma visão completa das pregas vocais. Estabilizar o endoscópio em uma estativa de suspensão. Posicionar o microscópio verificando que o comprimento focal seja de 400 mm (**28.1**).✪

3 Injeção na prega vocal
Inserir a agulha na superfície superior da prega vocal ao nível da extremidade do processo vocal, a 2 mm da margem livre da prega vocal, lateralmente ao ligamento vocal. Injetar 0,1-0,2 mL de *bioplastique* ou outro material injetável. Uma segunda injeção de 0,1 mL de *bioplastique* é injetada no ponto médio da prega vocal, e uma terceira no extremo anterior (**28.2**). Injeções adicionais podem ser necessárias para atingir a posição desejada.✪✪

✪✪ **Dica para o cirurgião**
Diversos materiais injetáveis estão disponíveis, incluindo bioplastique, Radiesse gel®, colágeno, e ácido hialurônico. A escolha é dirigida pela orientação local ou a experiência/preferência do cirurgião.

✪✪ **Dica para o cirurgião**
O autor sênior aconselha o uso de 16 mg de dexametasona, intraoperatoriamente.

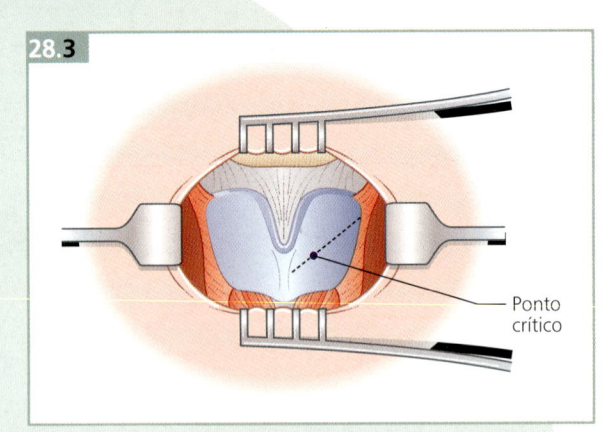

28.3 Ponto crítico para tireoplastia.

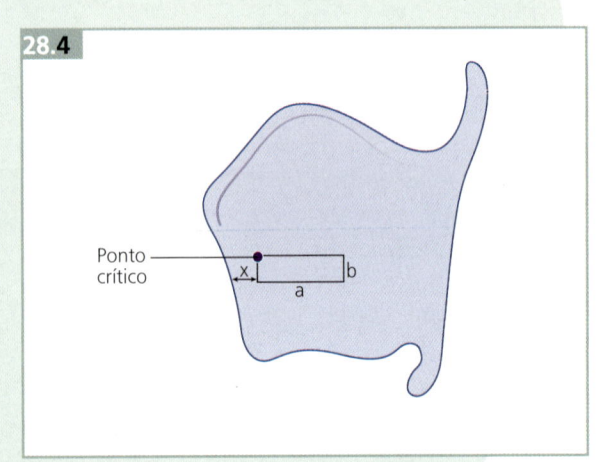

28.4 Marcação da janela tireóidea. As dimensões são a = 12 mm, b = 5 mm (M); a = 10 mm, b = 4 mm (F). x = 9 mm (M) e 7 mm (F).

Cirurgia no arcabouço da larínge: tireoplastia de Isshiki tipo I

PASSOS CIRÚRGICOS

1. **Posicionamento do paciente**
2. **Incisão**
3. **Marcação da cartilagem tireoide**
4. **Janela na cartilagem tireoide e inserção da prótese**
5. **Hemostasia, drenos e fechamento**

PROCEDIMENTO

1 Posicionamento do paciente

O procedimento é efetuado sob anestesia local. Oxigênio é fornecido por cânula (*prong*) nasal. Marcar a incisão e injetar anestésico local na forma de lidocaína 1% e adrenalina na proporção de 1/200.000. Colocar um campo cirúrgico na cabeça do paciente, deixando a face completamente exposta.

2 Incisão

Com uma lâmina 10, realizar uma incisão horizontal no ponto médio entre a margem superior e inferior da cartilagem tireoide. Estender a incisão lateralmente até o bordo anterior do músculo esternomastóideo ipsolateral, e medialmente 1 cm cruzando a linha mediana. Utilizando diatermia de corte, seccionar o músculo esternoióideo. Inserir um afastador autostático. Descolar o músculo tireoióideo da lâmina tireóidea com um descolador de periósteo, expondo o pericôndrio.

3 Marcação da cartilagem tireoide

Marcar uma linha na cartilagem tireoide, paralela à margem inferior, no seu ponto médio vertical. Utilizando uma régua estéril, marcar um ponto a 7 mm da margem anterior em mulheres, e 9 mm em homens. Este é o ponto crítico (**28.3**). Marcar uma janela a partir deste ponto de referência, como mostrado no diagrama (**28.4**).

4 Janela na cartilagem tireoide e inserção da prótese

Utilizando uma furadeira Osteon com broca de diamante de 2 mm, perfurar a janela na cartilagem até a profundidade do pericôndrio da superfície medial da cartilagem tireoide. Utilizar um descolador de periósteo para liberar e, delicadamente, medializar o pericôndrio das margens da janela na cartilagem. Inserir a prótese; vários tipos de implante estão disponíveis – implantes de silastic, Gore-tex®, e de titânio. A prótese deverá ser configurada de acordo com a anatomia do paciente e o grau de medialização necessário.

Fixar o implante na posição com prolene 2/0. Pedir ao paciente para fonar e avaliar a melhora da voz. Raramente será necessário um pequeno reajustamento do implante. Avaliar a posição com nasoendoscopia flexível. ✪

5 Hemostasia, drenos e fechamento

Um dreno a vácuo tamanho 8 FG pode ser utilizado, se necessário. Utilizar vicryl 3/0 para reparar o músculo esternoióideo e para sutura subcutânea profunda. Fechar a pele com grampos de pele. ✪✪

✪ Dica para o cirurgião

Dedicar cuidado extra para evitar perfurações no pericôndrio da superfície medial da cartilagem tireóidea.

✪✪ Dica para o cirurgião

O autor sênior aconselha o uso de 16 mg de dexametasona intraoperatoriamente.

29 Microlaringoscopia e uso de *laser*

Microlaringoscopia

PASSOS CIRÚRGICOS

1. **Variedade de laringoscópios**
2. **Montagem do equipamento**
3. **Posicionamento do paciente**
4. **Inserção do endoscópio e ventilação *jet***
5. **Manipulação da laringe**
6. **Biópsia ou procedimento terapêutico, inclusive *laser***

PROCEDIMENTO

1 Variedade de laringoscópios
Escolher um laringoscópio apropriado (ver 26 – *Procedimentos diagnósticos no trato aerodigestório superior: Laringoscopia direta*).

2 Montagem do equipamento
Assegurar-se de que você estará usando ventilação *jet*, o equipamento está pronto e foi verificado pelo anestesista. Se você não tiver acesso ao ventilador jet, pedir ao anestesista para entubar com um tubo de microlaringoscopia tamanho 5. Se você estiver planejando utilizar o *laser*, assegurar-se de que o anestesista introduza um tubo de microlaringoscopia resistente ao *laser*. Certificar-se de que o comprimento focal do microscópio está ajustado em 400 mm.

3 Posicionamento do paciente
Posicionar o paciente supino sobre a mesa de operação com um travesseiro sob os ombros na posição de "cheirando o ar da manhã" (ver **26.4**) com o pescoço flexionado na direção do tórax, e a cabeça estendida sobre o pescoço.

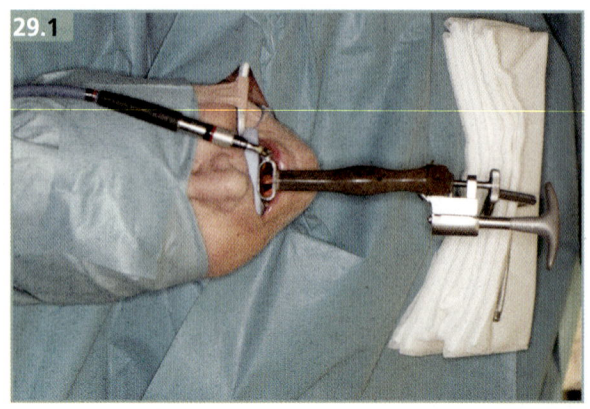

29.1 *Inserção do laringoscópio.*

4 Inserção do endoscópio e ventilação *jet*
Proteger os dentes superiores com protetor de boca ou compressa úmida (em pacientes edêntulos). Lubrificar o endoscópio com gel à base de água. Utilizando sua mão dominante, introduzir o endoscópio pela boca, na direção da parede faríngea posterior, como para a laringoscopia direta. Quando houver visão completa das pregas vocais, pedir ao seu assistente para fixar o aparelho de suspensão, e fixar o endoscópio na posição correta, antes de posicionar o microscópio (**29.1**); ver também **28.1**.

Confirmar com o anestesista que o paciente está ventilando satisfatoriamente. Ao término do procedimento, antes que o endoscópio seja removido da laringe, desligar a ventilação jet, e permitir que o anestesista restabeleça a ventilação. (Ver 27 – *Microlaringoscopia e broncoscopia (MLB) pediátrica, remoção de corpo estranho*, e 28 – *Fonocirurgia, quanto a armadilhas com ventilação jet*.)✪

5 Manipulação da laringe
Utilizar movimentos externos no arcabouço da laringe para visualizar todos os recessos da laringe. Utilizar "pressão na cricoide" para obter adequada visão da comissura anterior.

6 Biópsia ou procedimento terapêutico, inclusive *laser*

Para visualização do sáculo laríngeo, ventrículo e superfície inferior subglótica da prega vocal, utilizar endoscópios de Hopkins de 0° e 90°.

O assistente deve guiar as pontas dos instrumentos para o interior da luz do laringoscópio, enquanto você continua a olhar pelo microscópio. Segurar os instrumentos levemente, e utilizar pequenos movimentos dos seus dedos em vez da mão inteira, para obter movimento preciso dos instrumentos. Com uma pinça de preensão em uma mão e uma tesoura curva na outra, remover a lesão. Utilizar um cotonoide embebido em adrenalina para hemostasia.

Ao término do procedimento, remover o aparelho de suspensão e retirar o laringoscópio, tomando cuidado para não desalojar o tubo endotraqueal, caso esteja *in situ*. ✪✪

Uso de "laser" em procedimentos endoscópicos

Segurança do *laser*

O cirurgião que está operando é responsável pela segurança do *laser*. Antes de começar, você deve checar que:
- As portas da sala estejam trancadas.
- Toda a equipe esteja usando óculos para *laser*.
- Caso apropriado, um tubo endotraqueal à prova de *laser* seja usado.
- Compressas umedecidas sejam colocadas sobre a pele exposta do paciente.
- Um jarro com água esteja disponível para extinguir um fogo (combustão) relacionado com o *laser*.

Equipamento de *laser*

Um *laser* de CO_2 pode ser afixado ao microscópio e controlado por meio de um micromanipulador de *laser* (**29.2**) ou aplicado por uma peça de mão.

O *laser* de KTP é usado mais comumente no nariz e nas orelhas. Ele é aplicado por meio de um cabo de fibra óptica; tomar cuidado para não danificar o cabo quando estiver montando a peça de mão. A extremidade do cabo deve ser cortada perpendicularmente usando-se cortador de cabo, para produzir uma ponta aguçada para aplicação segura e precisa.

✪ **Dica para o cirurgião**
Se você estiver usando ventilação jet, o paciente será ventilado através de uma cânula máscara laríngea (LMA) ao início do procedimento. Uma vez o paciente esteja corretamente posicionado, pedir ao anestesista para remover a LMA, e rapidamente inserir o laringoscópio. Quando você tiver uma boa visão das pregas vocais, conectar o tubo de ventilação jet ao canal lateral do laringoscópio.

✪✪ **Dica para o cirurgião**
Suportar seus cotovelos sobre a mesa ou os braços laterais da cadeira do operador a fim de minimizar movimentos desnecessários.

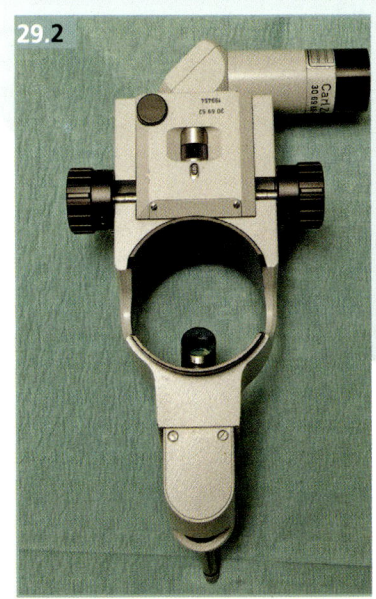

29.2 Micromanipulador de microscópio/laser.

30 Bolsa faríngea

Via de acesso endoscópica e excisão aberta (diverticulotomia de Zenker)

Via de acesso endoscópica e grampeamento da bolsa faríngea

PASSOS CIRÚRGICOS

1. Posicionamento do paciente
2. Inserção do diverticuloscópio faríngeo
3. Inspeção da bolsa
4. Grampeamento da bolsa

PROCEDIMENTO

1 Posicionamento do paciente

Posicionar o paciente em posição supina com um coxim ou travesseiro sob os ombros na posição de "engolidor de espadas". Aplicar um campo cirúrgico sobre a cabeça com a boca do paciente exposta. Proteger os dentes superiores com protetor de boca ou compressa úmida (em pacientes edêntulos).

2 Inserção do diverticuloscópio faríngeo

Lubrificar o endoscópio bivalve de divertículo faríngeo (laringoscópio de Weerda) com gel à base de água (**30.1**). Utilizando sua mão dominante, introduzir o endoscópio na boca, na direção da parede faríngea posterior. Com a outra mão, manter a boca aberta e proteger os lábios quanto a lesões.

Avançar o faringoscópio na direção da faringe e da úvula, sendo cuidadoso para não deslocar o tubo endotraqueal. Identificar a parede posterior da faringe e progredir com o endoscópio pela mucosa posterior hipofaríngea. Elevar a ponta do endoscópio para deslocar a laringe anteriormente.

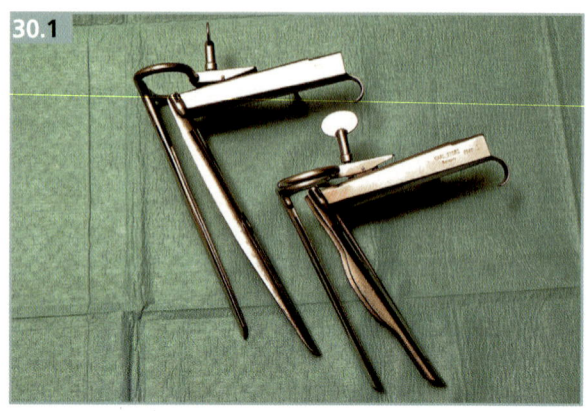

30.1 *Endoscópio de divertículo faríngeo.*

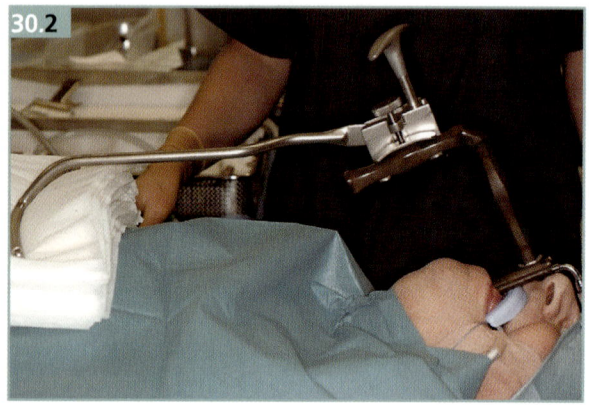

30.2 *Aparelho de suspensão.*

Identificar o seio piriforme e, em seguida, a abertura do esôfago. Utilizando um tubo de aspiração rígido longo, identificar a abertura da bolsa faríngea. Posicionar, então, a lâmina anterior do endoscópio no interior do esôfago, e a lâmina posterior no interior da bolsa. Abrir das duas lâminas para expor a parede anterior da bolsa faríngea. Tomar cuidado extra para não perfurar ou danificar a superfície mucosa da bolsa faríngea. Sangramento excessivo pode tornar mais difícil o procedimento. Firmar o endoscópio de divertículo em posição com um aparelho de suspensão (**30.2**).

3 Inspeção da bolsa
Utilizar um tubo de Hopkins de 0° para inspecionar a mucosa da bolsa, e excluir uma rara malignidade.

4 Grampeamento da bolsa
Antes de inserir os grampos na bolsa, ler as instruções cuidadosamente, e familiarizar-se com o uso da pistola. Inserir a pistola de grampos e encaixá-la sobre a parede anterior da bolsa entre a bolsa e o esôfago. Disparar a pistola, tomando cuidado para mantê-la firme, e, em seguida, soltar as lâminas. Remover a pistola e avaliar o resultado. Inspecionar cuidadosamente a mucosa da bolsa bem como o esôfago quanto a quaisquer lacerações ou perfurações antes de remover o diverticuloscópio. ✪

> ✪ **Dica para o cirurgião**
> *Se a bolsa for muito profunda, poderá ser necessário repetir o grampeamento uma segunda vez.*

Excisão aberta da bolsa faríngea e miotomia cricofaríngea

PASSOS CIRÚRGICOS

1. Posicionamento do paciente
2. Inserção do endoscópio de divertículo faríngeo
3. Inserção da vela e tamponamento da bolsa faríngea
4. Incisão na pele e via de acesso
5. Identificação e mobilização da bolsa faríngea
6. Miotomia cricofaríngea
7. Excisão da bolsa faríngea e reparo da parede faríngea
8. Hemostasia e fechamento

PROCEDIMENTO

1 Posicionamento do paciente
Colocar o paciente supino sobre a mesa de operação com um coxim sob os ombros e uma rodilha. Marcar a incisão, que é situada no bordo anterior do músculo esternocleidomastóideo, desde 1 cm superior à articulação esternoclavicular até o nível do osso hioide. Injetar anestésico local na forma de lidocaína 1% e adrenalina, na proporção de 1/80.000, ao longo do local da incisão. Colocar campos cirúrgicos na cabeça e no pescoço, deixando a boca exposta.

2 Inserção do endoscópio de divertículo faríngeo
Inserir um faringoscópio normal no esôfago cervical, como descrito para o procedimento endoscópico.

3 Inserir a vela e tamponamento da bolsa faríngea
Inserir uma vela calibre 32 French no esôfago, seguida por uma sonda nasogástrica. Identificar as aberturas da bolsa faríngea, posteriormente, e tamponar a bolsa com gaze em fita de 2,5 cm. Remover o endoscópio do divertículo faríngeo.

✪ **Dica para o cirurgião**
Uma compressa de gaze é usada para separar as fibras musculares delicadamente enquanto você as secciona.

✪✪ **Dica para o cirurgião**
O autor sênior aconselha o uso de antibiótico intraoperatório e 16 mg de dexametasona.

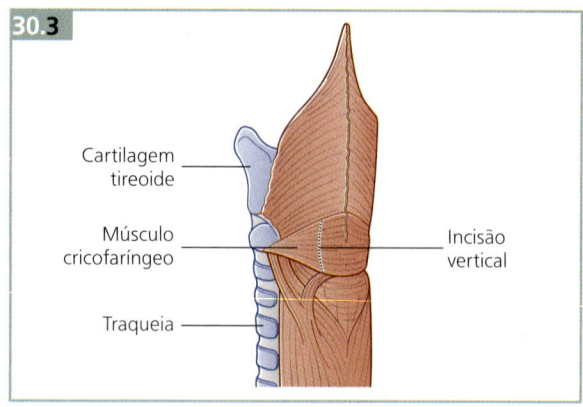

30.3 Miotomia cricofaríngea.

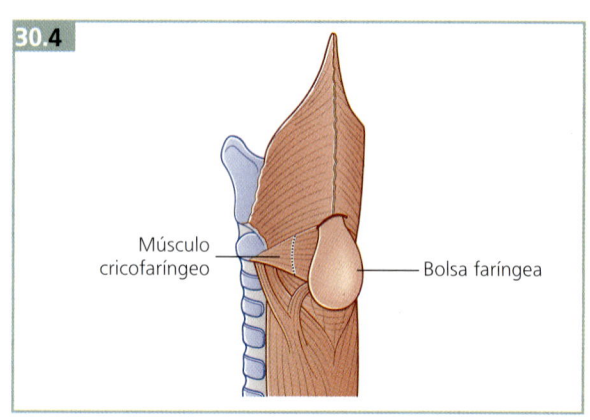

30.4 Excisão da bolsa faríngea e reparo da parede faríngea.

4 Incisão na pele e via de acesso
Incisar a pele, gordura subcutânea e platisma com uma lâmina 10. Identificar a bainha carotídea e delicadamente afastá-la lateralmente. Seccionar o tendão do músculo omoióideo com diatermia e identificar o lobo tireóideo esquerdo, medialmente. Identificar e seccionar a veia tireóidea média. Pedir ao seu assistente para rodar o arcabouço laríngeo medialmente, expondo o aspecto posterior da faringe e a bolsa faríngea.

5 Identificação e mobilização da bolsa faríngea
Separar cuidadosamente a mucosa da bolsa faríngea da parede faríngea posterior utilizando uma mecha de gaze. Apreender a bolsa com uma pinça de Babcock, e remover o tamponamento de gaze em fita através da boca. Começando pela extremidade da bolsa, dissecar cuidadosamente a mucosa da bolsa da parede faríngea. Continuar superiormente até alcançar o colo da bolsa, no extremo superior do músculo cricofaríngeo.

6 Miotomia cricofaríngea
Com uma lâmina 15, seccionar cuidadosamente as fibras do músculo cricofaríngeo verticalmente ao longo do seu aspecto posterolateral. Grande cuidado deve ser tomado para evitar cortes através da mucosa esofágica (**30.3**). ✪

7 Excisão da bolsa faríngea e reparo da parede faríngea
Seccionar a bolsa no seu colo e, utilizando vicryl 3/0 contínuo, reparar a mucosa faríngea com uma sutura em bolsa. Reparar o defeito no músculo cricofaríngeo com a mesma sutura (**30.4**).

8 Hemostasia e fechamento
Assegurar hemostasia e inserir um dreno à aspiração tamanho 12. Utilizar vicryl 2/0 para fechar o platisma e a camada subcutânea profunda. Aplicar grampos na pele e curativo transparente, como Tegaderm®. Não esquecer de remover a vela ao término do procedimento, mas deixar *in situ* a sonda nasogástrica. ✪✪

31 Excisão da glândula submandibular

PASSOS CIRÚRGICOS

1 Posicionamento do paciente
2 Incisão e descolamento do retalho
3 Dissecção do asoalho do triângulo submandibular
4 Excisão da glândula submandibular
5 Drenagem, fechamento e curativo

PROCEDIMENTO

1 Posicionamento do paciente

Posicionar o paciente na mesa de operações com cabeceira elevada, com um coxim sob os ombros e uma rodilha. Marcar uma incisão transversa na pele com uma caneta marcadora estéril (**31.1**). Injetar anestésico local e adrenalina na forma de lidocaína 2% e adrenalina na proporção de 1/80.000. ✪

2 Incisão e descolamento do retalho

Com lâmina 10, incisar pele e platisma. Continuar a dissecção por sobre a margem inferior da glândula submandibular. Utilizar, então, tesoura de McIndoe para dissecar por baixo da cápsula da glândula submandibular até sua margem superior. ✪✪

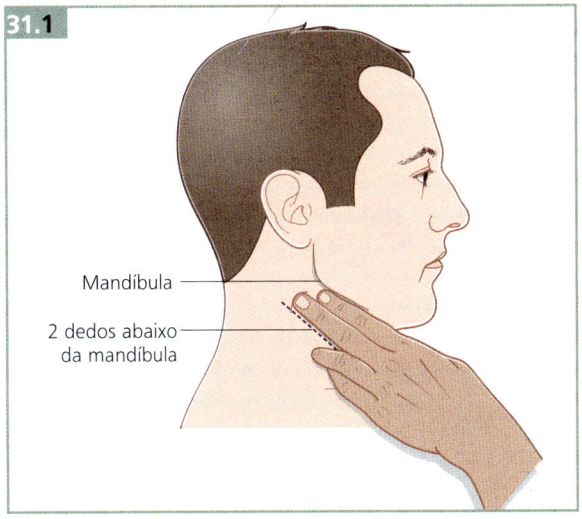

31.1 *Posição da incisão para excisão da glândula submandibular.*

✪ **Dica para o cirurgião**

*Para evitar lesão do ramo mandibular marginal do nervo facial, manter a incisão a pelo menos 2 dedos de distância inferiormente à margem mandibular (**31.1**).*

✪✪ **Dica para o cirurgião**

Incisar diretamente acima da cápsula da glândula submandibular e, em seguida, descolar o retalho por baixo da cápsula da glândula, protegendo, assim, o nervo mandibular marginal (MMN), que tem seu trajeto no retalho. Alternativamente, realizar a ligadura da veia facial e afastar a veia e o tecido circundante superiormente, também protegerá o MMN.

✪✪ **Dica para o cirurgião**

No caso de excisão de um tumor maligno, dissecar de um modo extracapsular para assegurar adequada ressecção oncológica.

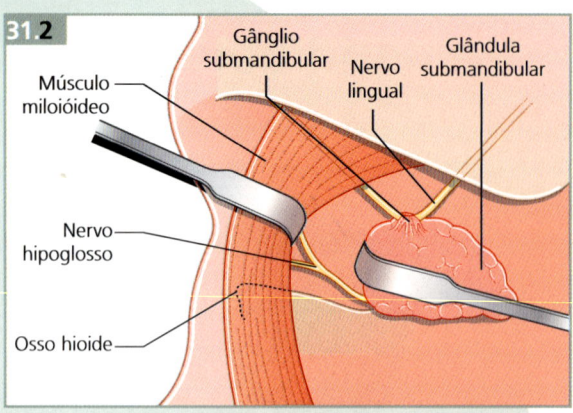

31.2 Assoalho do triângulo submandibular (lado esquerdo).

○ **Dica para o cirurgião**
O miloióideo é identificado pela direção das suas fibras, que correm obliquamente, no sentido anteroposterior.

○○ **Dica para o cirurgião**
A artéria e a veia faciais perfazem uma volta em torno da margem posterior da glândula e devem ser tratadas com cautela, uma vez que sangram intensamente ao serem cortadas! Preservá-las, se possível, dissecando-as da cápsula da glândula, ou, alternativamente, seccioná-las e ligá-las.

3 Dissecção do assoalho do triângulo submandibular

Utilizando pinça de Allis para apreender a glândula, afastá-la posteriormente. Afastar o músculo miloióideo, anterossuperiormente, com um afastador de Langenbeck e expor o assoalho do triângulo submandibular (**31.2**). ○

4 Excisão da glândula submandibular

Utilizando um *swab* de Lahey, identificar o nervo lingual e o gânglio submandibular no assoalho do triângulo submandibular, e liberar a glândula do gânglio usando diatermia bipolar e tesoura de McIndoe. O nervo hipoglosso pode ser visto situado mais medialmente no assoalho do triângulo submandibular, profundamente ao ventre anterior do digástrico. Identificar o ducto submandibular, seccioná-lo e ligá-lo com vicryl 2/0. ○○

5 Drenagem, fechamento e curativo

Inserir um dreno a vácuo tamanho 8 FG na cavidade e suturar em posição. Fechar o platisma e a camada subcutânea com vicryl 2/0, e prolene 3/0 na pele.

32 Parotidectomia superficial

PASSOS CIRÚRGICOS

1 **Posicionamento do paciente**
2 **Posicionamento do monitor de nervo facial e colocação dos campos**
3 **Incisão na pele**
4 **Identificação do nervo facial**
5 **Parotidectomia superficial**
6 **Reconstrução com retalho esternomastóideo**
7 **Fechamento e curativo**

PROCEDIMENTO

1 Posicionamento do paciente

Posicionar o paciente na mesa de operação com cabeceira elevada, com um coxim sob os ombros e uma rodilha. Marcar a incisão com uma caneta marcadora estéril. O autor sênior aconselha o uso de uma incisão de *face-lift* para parotidectomia superficial (**32.1**). A incisão de Blair modificada é a incisão alternativa mais comumente utilizada (**32.2**). Injetar anestésico local e adrenalina na forma de lidocaína 0,5%, e adrenalina na proporção de 1/200.000.

2 Posicionamento do monitor de nervo facial e colocação dos campos

Aplicar o monitor de nervo facial (ver **7.1**). Preparar a pele com solução iodada aquosa. Colocar um campo cirúrgico sobre a cabeça do paciente deixando a face exposta.

3 Incisão na pele

Com uma lâmina 15, incisar a pele e descolar o retalho de pele. Dissecar o sistema musculoaponeurótico superficial (SMAS), como mostrado (**32.3**). Expor a cápsula da glândula parótida e a margem anterior do músculo esternomastóideo.

Continuar a dissecção por 0,5 cm além da margem anterior do tumor da parótida. Utilizar seda 2/0 para afastar o retalho de pele anteriormente. Utilizar compressas de gaze úmidas para proteger os retalhos de pele.

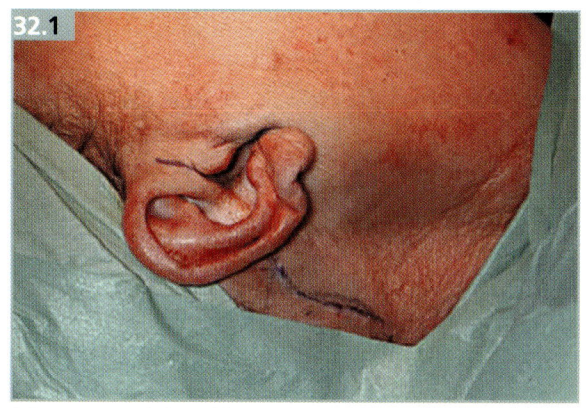

32.1 Incisão de face-lift para parotidectomia superficial.

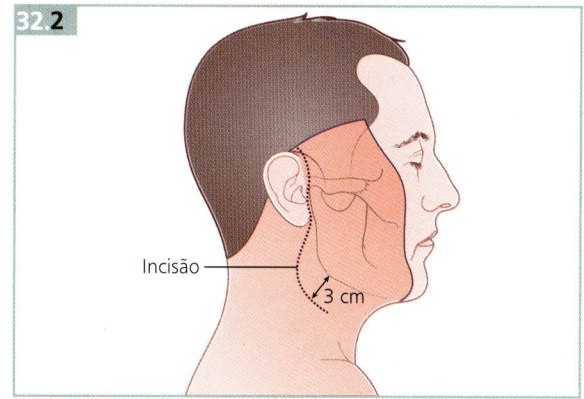

32.2 Incisão de Blair modificada.

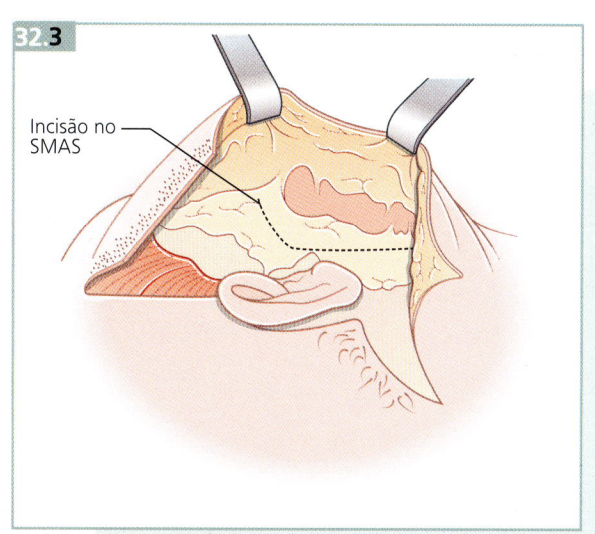

32.3 Incisão no sistema musculoaponeurótico superficial.

✪ Dica para o cirurgião

Lembrar sempre que o nervo facial será encontrado na mesma profundidade que a inserção do ventre posterior do músculo digástrico.

✪ Dica para o cirurgião

Se não estiver identificando o nervo facial, as técnicas alternativas incluem identificar os ramos distais e rastrear retrogradamente para o tronco principal do nervo, ou efetuar uma mastoidectomia e rastrear o nervo superiormente.

✪✪ Dica para o cirurgião

Os autores defendem a técnica de parotidectomia superficial parcial para a doença benigna. Nesta técnica, o tumor é removido com margem de 1 cm de tecido parotídeo normal, em vez da remoção completa do lobo superficial, conforme tradicionalmente descrito.

✪✪ Dica para o cirurgião

Sempre utilizar a pinça mosquito em uma direção paralela à direção do nervo facial para evitar lesões do nervo.

4 Identificação do nervo facial

Com uma lâmina 15 ou tesoura de íris com ponta, dissecar a margem anterior do músculo esternomastóideo superiormente, até o processo mastoide. Expor o pericôndrio do trago e a parede anterior do meato acústico externo e conectar as incisões. Dissecar medialmente à margem anterior do músculo esternomastóideo até que o ventre posterior do músculo digástrico seja identificado.

Dissecar o tecido conjuntivo frouxo entre a glândula parótida e o osso mastoideo utilizando um clipe mosquito até que a sutura timpanomastóidea seja identificada. Uma pequena quantidade de gordura separa o nervo facial do osso mastóideo. Utilizando uma pinça mosquito, expor o nervo facial (**32.4**, **32.5**). ✪

5 Parotidectomia superficial

Utilizando uma pinça mosquito, acompanhar o tronco principal do nervo facial e suas duas divisões principais. Inserir a pinça mosquito em posição paralela à direção do nervo. Levantar a glândula parótida do nervo e cortar entre as pontas da pinça mosquito com uma lâmina 15. Repetir esta técnica na medida em que se acompanha o tronco principal do nervo facial e seus ramos. Remover a parte superficial da glândula parótida que contém o tumor (**32.6**, **32.7**).

Usar diatermia bipolar para hemostasia, evitando manipulações sobre o nervo facial. ✪✪

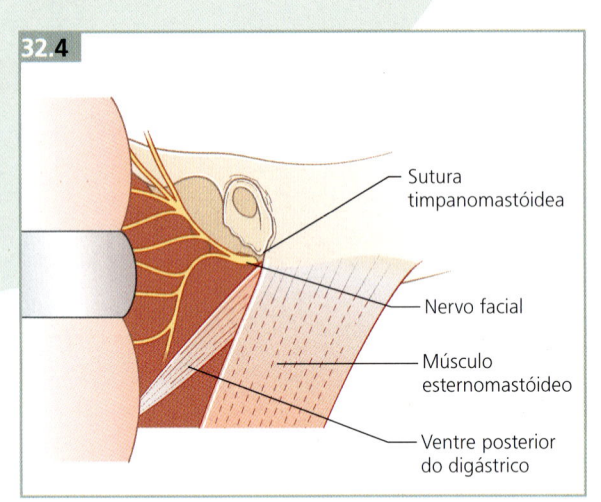

32.4 Anatomia do nervo facial (esquerda).

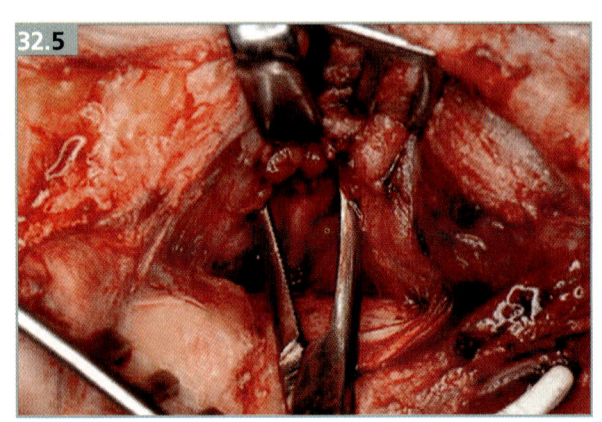

32.5 Exposição do nervo facial.

32 PAROTIDECTOMIA SUPERFICIAL

6 Reconstrução com retalho esternomastóideo

Preencher o defeito da glândula parótida com um retalho muscular pediculado esternomastóideo de base superior. Utilizar tesoura de íris para expor o aspecto superficial do músculo esternomastóideo. Criar, então, um retalho utilizando diatermia cortante bipolar. Ancorar a extremidade distal do retalho pediculado no defeito parotídeo com vicryl 3/0.✪✪✪

7 Fechamento e curativo

Um dreno a vácuo pequeno é inserido superficialmente ao retalho esternomastóideo. Fechar a incisão na pele pré-auricular com prolene 5/0 (**32.8**). Utilizar clipes de pele para fechar as incisões retroauricular e na linha capilar. Colocar um fragmento de algodão no meato acústico externo, um curativo impregnado de parafina (como o Jelonet®) sobre a incisão e aplicar uma atadura na cabeça.✪✪✪✪

Glândula parótida *Nervo facial*

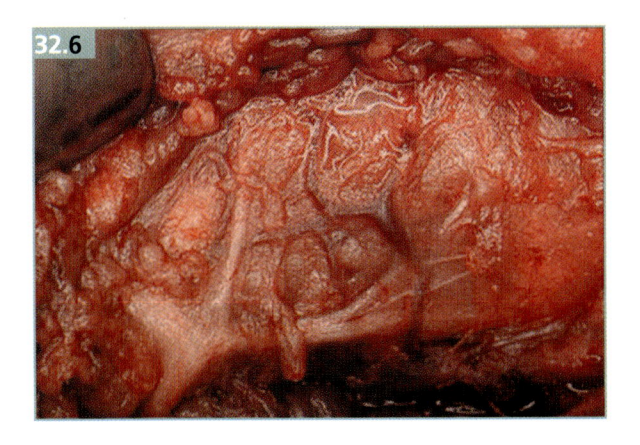

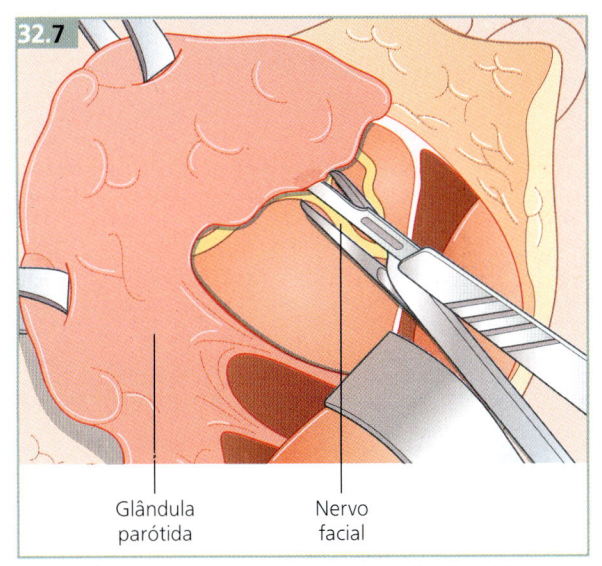

32.6, 32.7 Remoção da parte superficial da glândula parótida.

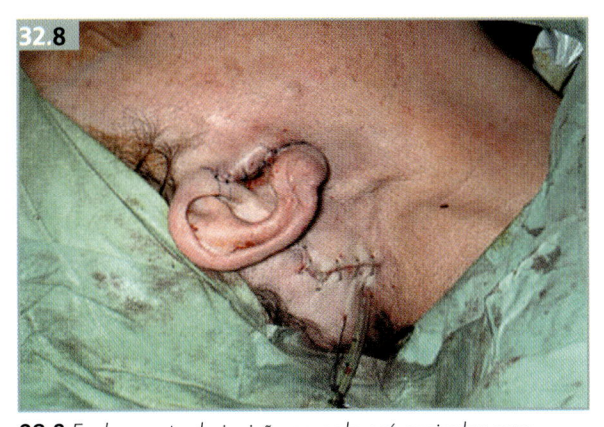

32.8 Fechamento da incisão na pele pré-auricular com dreno a vácuo em posição.

✪✪✪ **Dica para o cirurgião**

A utilização de um retalho esternomastóideo para preenchimento do defeito parotídeo melhora o resultado estético e reduz a incidência de síndrome de Frey.

✪✪✪✪ **Dica para o cirurgião**

O autor aconselha o uso de 16 mg de dexametasona intravenosa imediatamente antes do término do procedimento, a fim de reduzir o edema pós-operatório.

33 Excisão de cisto tireoglosso (Procedimento de Sistrunk)

PASSOS CIRÚRGICOS

1 **Posicionamento do paciente**
2 **Incisão**
3 **Mobilização do cisto e dissecção central do pescoço**
4 **Excisão do corpo do osso hioide**
5 **Hemostasia, dreno e fechamento**

PROCEDIMENTO

1 Posicionamento do paciente
Posicionar o paciente na mesa de operação com a cabeceira elevada, com um coxim sob os ombros e uma rodilha. Marcar a incisão com uma caneta marcadora estéril. Injetar lidocaína 2% com adrenalina, na proporção de 1/80.000, utilizando uma seringa odontológica.

2 Incisão
Com uma lâmina 10, realizar uma incisão transversa em um sulco da pele na margem superior do cisto. Incisar a pele e a gordura subcutânea. Seccionar e ligar as veias jugulares anteriores, se necessário.

3 Mobilização do cisto e dissecção central do pescoço
Utilizando tesoura de McIndoe e pinça anatômica, dissecar o cisto dos tecidos circundantes, tomando cuidado para não romper a cápsula do cisto. Superiormente, acompanhar o ducto tireoglosso até o nível do corpo do hioide.✪

4 Excisão do corpo do osso hioide
Mobilizar o corpo do osso hioide das suas fixações musculares utilizando diatermia cortante. Tomar cuidado para não danificar a membrana tireoióidea que está situada inferiormente ao corpo do osso hioide. Apreender a parte central do osso hioide com pinça de Allis. Separar o terço médio do osso hioide utilizando cortador de osso (boné *cutter*) (**33.1**).

Introduzir o dedo indicador na cavidade oral e palpar a base da língua, tracionando anteriormente os tecidos da base da língua (**33.2**). Utilizando diatermia cortante, continuar dissecção superiormente, até o nível do forame cego, removendo uma porção central da musculatura da língua. Tomar cuidado para não lacerar a mucosa oral.✪✪

5 Hemostasia, dreno e fechamento
Após a hemostasia, inserir um dreno a vácuo tamanho 10 FG. Fechar a pele em duas camadas com vicryl 3/0 e prolene 4/0.

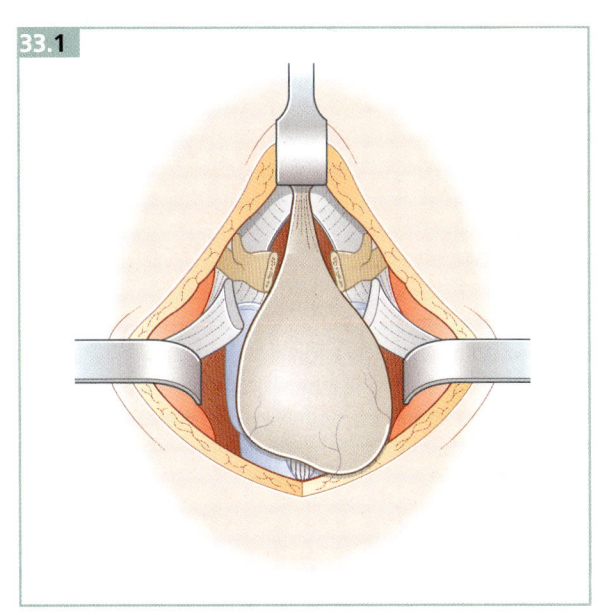

33.1 Excisão do corpo do osso hioide.

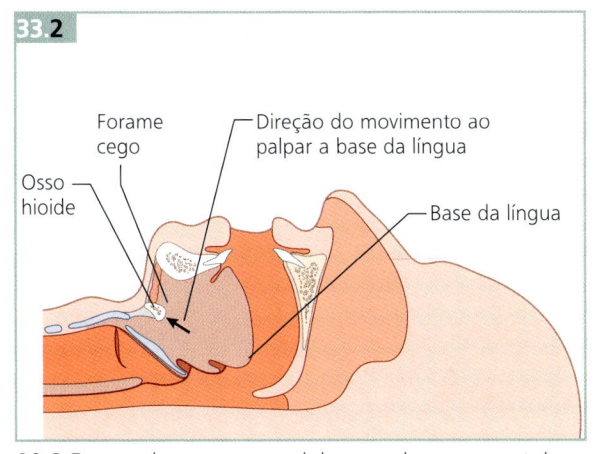

33.2 Excisão de porção central da musculatura supraióidea.

✪ Dica para o cirurgião

O autor sênior aconselha ressecção do compartimento anterior inteiro do pescoço desde o nível do cisto até o corpo do osso hioide. Isto evita a possibilidade de deixar para trás quaisquer ramos do ducto que possam levar a uma recorrência futura.

✪✪ Dica para o cirurgião

Ocasionalmente, o ducto tireoglosso pode-se estender até a superfície mucosa da base da língua, ou a sua dissecção pode violar a mucosa oral. Se isto ocorrer, é importante reparar o defeito para evitar desenvolvimento de uma fístula orocutânea.

34 Tireoidectomia

PASSOS CIRÚRGICOS

1 **Posicionamento do paciente e incisão**
2 **Descolamento dos retalhos**
3 **Mobilização do polo superior e localização da goteira carotídea**
4 **Mobilização do polo inferior e identificação da glândula paratireoide inferior**
5 **Identificação do nervo laríngeo recorrente (RLN)**
6 **Secção do ligamento de Berry**
7 **Hemostasia e fechamento**

PROCEDIMENTO

1 Posicionamento do paciente e incisão

Marcar a incisão em um sulco da pele com o paciente sentado na sala de anestesia. Assegurar que o anestesista utilize um tubo endotraqueal com monitor de RLN, e que o posicionamento do tubo seja confirmado. Posicionar o paciente sobre a mesa de operação com a cabeceira elevada, com um coxim sob os ombros e uma rodilha. Infiltrar a pele com anestésico local na forma de lidocaína 1% com adrenalina na proporção de 1/200.000. Colocar campos cirúrgicos no paciente, incluindo campos para a cabeça e para o restante do corpo.

2 Descolamento dos retalhos

Com uma lâmina 10, incisar a pele e o platisma. Seccionar e ligar as veias jugulares anteriores, se necessário. Descolar os retalhos subplatismais, superiormente, até o nível da cartilagem tireóidea e inferiormente até a incisura supraesternal. Inserir um afastador de Jolls. Utilizando tesoura de McIndoe e pinça, seccionar a camada de revestimento profunda da fáscia cervical e os músculos em fita na linha mediana. Os músculos em fita devem ser preservados, a não ser que o acesso esteja restrito. ✪

3 Mobilização do polo superior e localização da goteira carotídea

Identificar a goteira carotídea e ligar a veia tireóidea média.

A goteira é dissecada cuidadosamente para evitar lesão de um nervo laríngeo não recorrente, observado em 1% dos casos, no lado direito. Mobilizar o polo superior, aplicando tração nos músculos em fita e na bainha carotídea utilizando afastadores de Langenbeck. Colocar um afastador de Allis no polo superior e afastá-lo para baixo e, lateralmente, para identificar o ramo externo do nervo laríngeo superior (EBSLN) (**34.1**, **34.2**). Inspecionar a superfície posterior da tireoide e identificar a glândula paratireoide superior (SPT), geralmente, ao nível da junção cricotireóidea (**34.3**). ✪✪

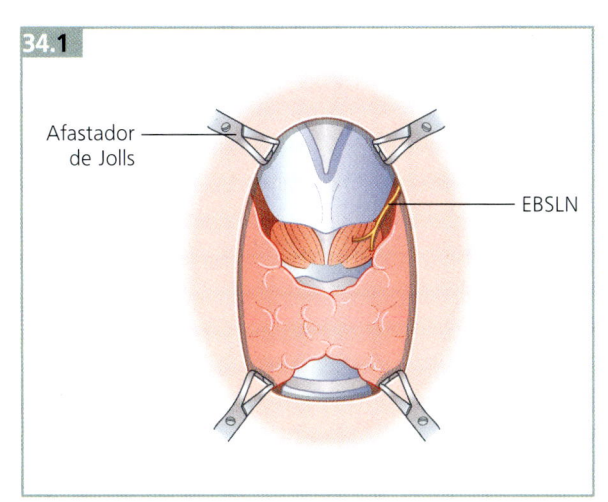

34.1 Dissecção do polo superior. (EBSLN: ramo externo do nervo laríngeo superior.)

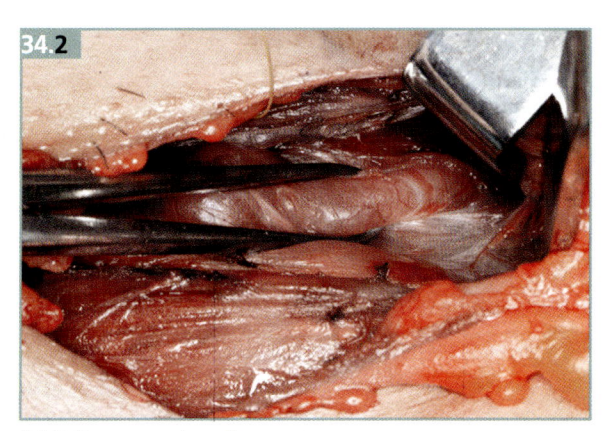

✪ **Dica para o cirurgião**

A secção do músculo esternotireóideo superiormente, junto à sua inserção na cartilagem tireóidea, é frequentemente uma manobra útil para permitir maior exposição do polo superior e identificação do nervo laríngeo externo.

✪✪ **Dica para o cirurgião**

Para evitar lesão do EBSLN, deve-se estar familiarizado com o seu trajeto. Identificá-lo dentro do triângulo de Joll e confirmar sua posição com um estimulador de nervo.

34.2 Dissecção do polo superior.

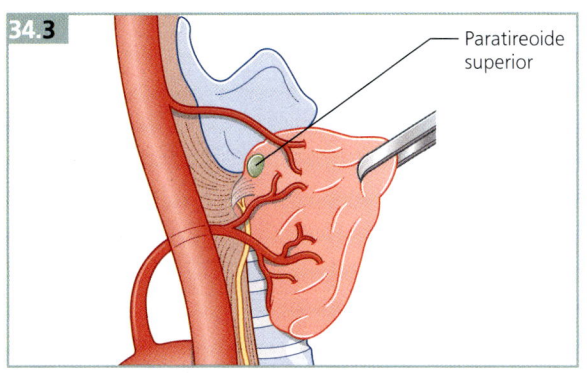

34.3 Identificação da glândula paratireoide superior.

✪✪ **Dica para o cirurgião**
Ter como objetivo a identificação de todas as glândulas paratireoides. Efetuar dissecção extracapsular, para preservar o suprimento sanguíneo.

✪✪✪ **Dica para o cirurgião**
O NLR direito é frequentemente mais superficial que o esquerdo. O nervo pode ser desviado posterolateralmente pelo tubérculo de Zuckerkandl, uma protrusão posterolateral de tecido tireóideo. No lado direito, o nervo se aproxima da glândula mais obliquamente.

✪✪✪ **Dica para o cirurgião**
O RLN é mais bem identificado em seu trajeto mais inferior. Aqui ele forma um lado do triângulo de Beahr. O triângulo de Beahr é limitado pelo RLN, artéria tireóidea inferior (ITA) e artéria carótida comum (**34.4**).

4 Mobilização do polo inferior e identificação da glândula paratireoide inferior

Identificar a traqueia abaixo do istmo na linha mediana e continuar a dissecção através da fáscia para liberar o polo inferior. Identificar e ligar a veia tireóidea inferior junto à glândula. Inspecionar a superfície posterior da tireoide e identificar a glândula paratireoide inferior. Quando identificada, delicadamente descolá-la, retrogradamente, e preservar a glândula. ✪✪

5 Identificação do NLR

Identificar o nervo no sulco traqueoesofágico através de dissecção cuidadosa com uma pinça mosquito. Rastrear o nervo desde inferiormente à glândula até sua entrada na laringe em ambos os lados. A dissecção completa do nervo não é necessária. Ele não deve ser "esqueletizado" (**34.4-34.7**). ✪✪✪

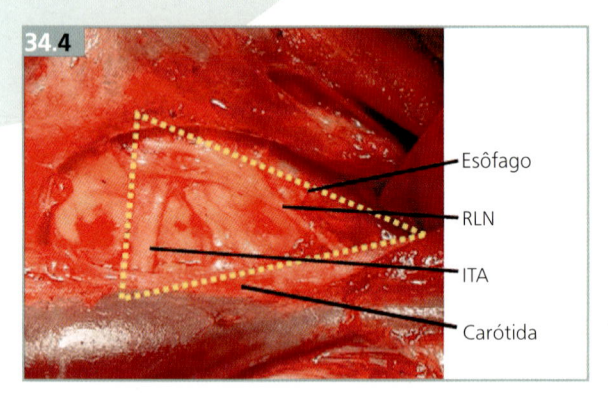

34.4 Triângulo de Beahr mostrando a posição do nervo laríngeo recorrente.

6 Secção do ligamento de Berry

Uma vez que você tenha identificado o RLN, seccionar o ligamento de Berry. O lobo e istmo são removidos. Em uma hemitireoidectomia, o lobo contralateral é transfixado usando vicryl 2/0. Para uma tireoidectomia total, repetir o procedimento no lado contralateral. Colocar um tampão tonsilar embebido em adrenalina (1/1.000) na ferida, enquanto você disseca o outro lado.

7 Hemostasia e fechamento

Assegurar que hemostasia adequada tenha sido obtida com uma manobra de Valsalva e checagem do NLR e do EBSLN. Colocar um agente hemostático absorvível como Surgicel® ou Tisseel® no leito da tireoide. Não constitui prática do autor inserir drenos. Fechar os músculos em fita e o platisma com *biosyn* 3/0. Fechar a pele com uma sutura de *vicryl rapide* 3/0 e adesivo líquido para pele, como o Dermabond®. Nenhum curativo é aplicado na incisão.

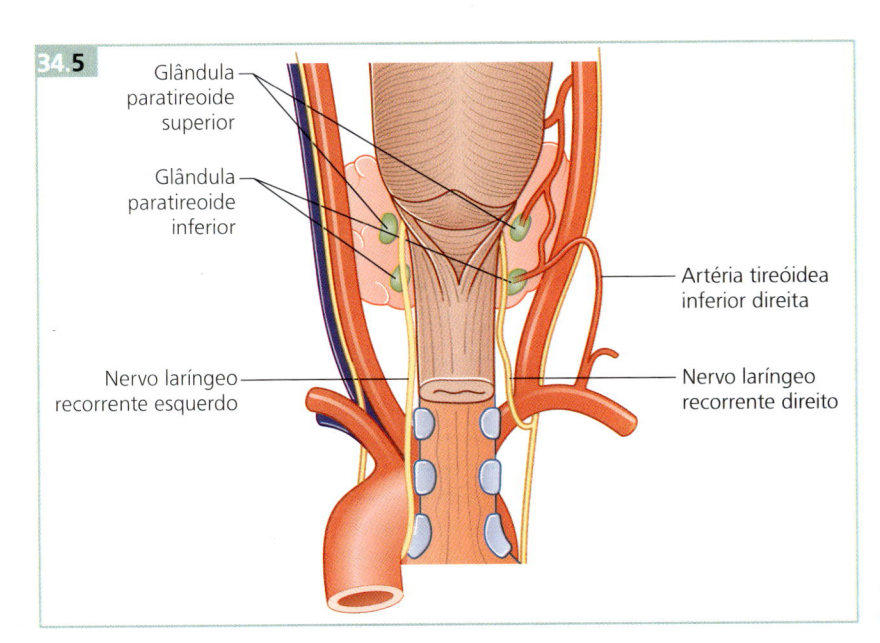

34.5 Nervos laríngeos recorrentes direito e esquerdo, visão posterior.

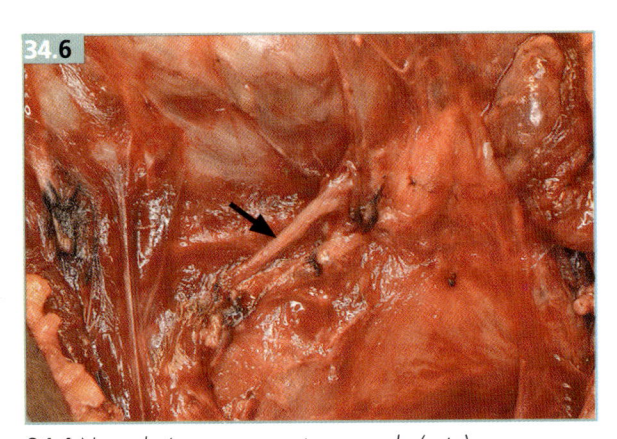

34.6 Nervo laríngeo recorrente esquerdo (seta).

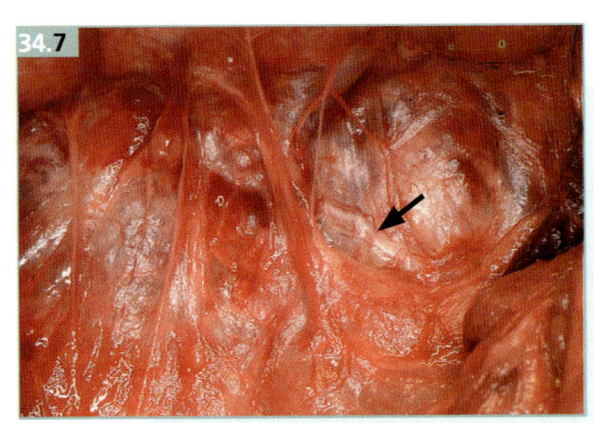

34.7 Nervo laríngeo recorrente direito (seta).

35 Esvaziamento cervical

Esvaziamento cervical radical modificado com preservação do XI, veia jugular interna e esternocleidomastóideo

O esvaziamento cervical é subdividido em diferentes tipos, dependendo dos linfonodos a serem dissecados. A *Tabela 35.1* mostra a terminologia utilizada para estes procedimentos. Descrevemos a técnica usada para esvaziamento radical do pescoço modificado tipo III (níveis I-V).

Esvaziamento cervical radical tipo III modificado

PASSOS CIRÚRGICOS

1. Posicionamento do paciente
2. Incisão e retalhos subplatismais
3. Nível I
4. Identificação do XI
5. Nível V
6. Níveis II, III, IV
7. Hemostasia, drenos e fechamento
8. Orientação da peça

PROCEDIMENTO

1 Posicionamento do paciente

Posicionar o paciente com um coxim sob os ombros e uma rodilha, e a mesa de operação com a cabeceira elevada. Utilizar uma caneta marcadora para marcar a linha de incisão, que deve se estender da ponta do mastoide à cartilagem tireoide – mostramos a incisão mais comumente utilizada (**35.1**). Um prolongamento inferior será necessário caso seja preciso dissecar o nível V. Assegurar que a trifurcação da incisão não fique sobrejacente à bainha carotídea. Infiltrar com 20 mL de anestésico local na forma de lidocaína 1% com adrenalina na proporção de 1/200.000.

2 Incisão e retalhos subplatismais

Com uma lâmina 10, incisar através da pele e platisma, preservando o nervo auricular magno e a veia jugular externa, na parte posterior da incisão. O assistente mantém o retalho de pele sob tensão

Tabela 35.1: DEFINIÇÕES DA DISSECÇÃO DE PESCOÇO

Tipo de dissecção de pescoço	Definição
Tipo 1	Remoção de todos os grupos linfonodais (níveis I-V) com preservação do nervo acessório espinal (XI)
Tipo 2	Remoção de todos os grupos linfonodais (níveis I-V) com preservação do XI e da veia jugular interna
Tipo 3	Remoção de todos os grupos linfonodais (níveis I-V) com preservação do XI, da veia jugular interna e do músculo esternocleidomastóideo
Supraomoióidea	Níveis I-III
Anterolateral	Níveis I-IV
Lateral	Níveis II-IV
Posterolateral	II-V e também linfonodos retroauriculares e suboccipitais
Anterior/central	VI
Mediastino superior	VII

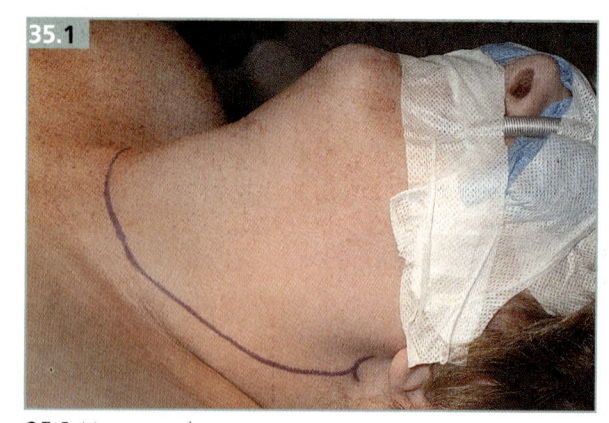

35.1 *Marcação da incisão.*

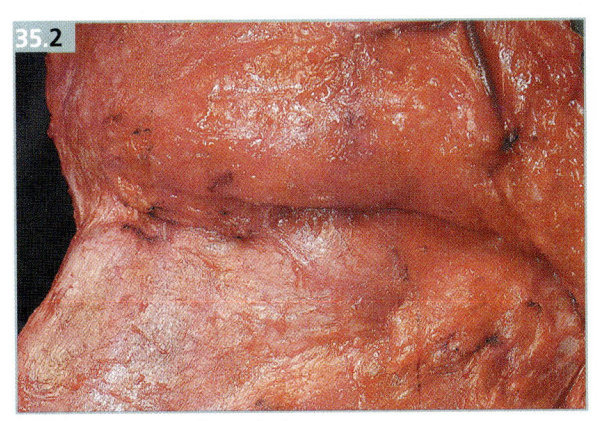

35.2 Incisão e retalhos subplatismais.

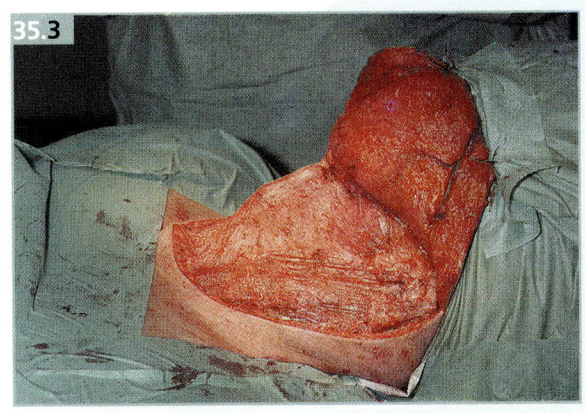

35.3 Retalhos subplatismais.

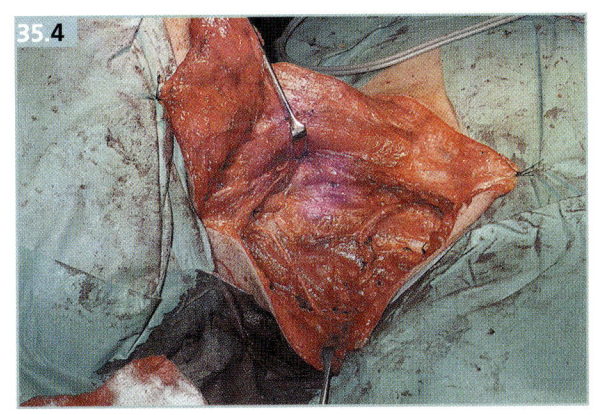

35.4 Retalho posterior.

○ **Dica para o cirurgião**
Se estiver explorando o pescoço para um abscesso cervical profundo, realizar uma incisão ao longo da margem anterior do esternomastóideo, e utilizar dissecção romba com o dedo para afastar o esternomastóideo e a bainha carotídea lateralmente, e a tireoide e os vasos tireóideos, medialmente, expondo, assim, o abscesso e possibilitando sua drenagem.

com afastadores pata-de-gato. Elevar retalhos subplatismais, mantendo a lâmina paralela ao platisma e permanecendo diretamente acima da superfície inferior do músculo, para evitar lesão do nervo mandibular marginal, que estará localizado profundamente ao retalho (**35.2**).

Descolar o retalho, superiormente, até a margem da mandíbula. Descolar o retalho, posteriormente, até o músculo esternocleidomastóideo. Utilizar uma sutura de tração para manter os retalhos em posição e compressas úmidas de algodão para proteger o retalho (**35.3**).

Caso a dissecção do nível V seja necessária, a dissecção do retalho de pele posterior deve ser estendida até o músculo trapézio. Ao dissecar o retalho de pele posterior ao esternocleidomastóideo, utilizar sua mão para estabilizar o retalho, e angular o bisturi paralelamente ao retalho, para proteger o XI, cujo trajeto é muito superficial no teto do triângulo posterior (**35.4**). ○

3 Nível I

Identificar a glândula submandibular e o trajeto do nervo mandibular marginal sobre a sua superfície. Com uma lâmina 15, realizar uma incisão 2 dedos abaixo da mandíbula através da fáscia da glândula submandibular na sua margem inferior, preservando a cápsula para garantir segurança oncológica. Descolar a fáscia, novamente preservando a cápsula, desde o aspecto lateral da glândula até atingir a margem superior. Tome precauções quanto a sangramentos da veia e artéria facial.

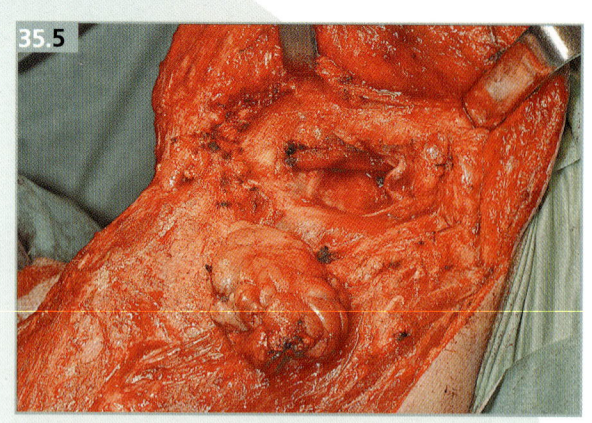

35.5 Os músculos são esqueletizados.

○ **Dica para o cirurgião**
Os músculos do assoalho da boca e os músculos em fita devem ser esqueletizados durante a sua dissecção, para garantir que todos os linfonodos tenham sido removidos (**35.5**).

○ **Dica para o cirurgião**
Dissecando ao longo da superfície dos ventres do digástrico, evita-se lesar a bainha carotídea, o XI e o XII pares, que se localizam profundamente ao músculo.

Seccionar e ligar a veia facial com vicryl 2/0. Se possível, preservar a artéria facial, a qual poderá necessária em uma anastomose microvascular. Afastar o miloióideo, anteriormente, para expor a parte profunda da glândula submandibular, nervo lingual, gânglio submandibular e ducto submandibular. Ligar o ducto submandibular e dissecar a parte profunda da glândula submandibular do assoalho do triângulo submandibular.

Identificar o ventre anterior do digástrico e, utilizando pinça de DeBakey e tesoura de McIndoe, dissecar, anteriormente, ao longo da superfície do músculo até alcançar o triângulo submentual na linha mediana. Utilizando pinça de Allis, afastar o tecido fibroadiposo do triângulo submentual, e continuar a dissecção, inferiormente, na direção da cartilagem tireoide, permanecendo na linha mediana.

Utilizando pinça de DeBakey e tesoura de McIndoe, dissecar, posteriormente, ao longo da superfície do ventre posterior do digástrico até alcançar a extremidade da mastoide.○

4 Identificação do XI

Inserir afastadores de Langenbeck, e afastar o músculo esternocleidomastóideo, posteriormente, e o ventre posterior do digástrico, superiormente. Utilizando uma pinça mosquito, mantida paralela à direção da bainha carotídea, seccionar delicadamente o tecido areolar frouxo sobrejacente aos nervos cranianos e bainha carotídea na sua emergência da base do crânio. Identificar primeiramente a veia jugular interna (IJV), e o ramo esternomastóideo superior da artéria occipital, que se situa sobre sua superfície. Seccionar e ligar esta pequena artéria para evitar sangramento perturbador. Imediatamente inferior à artéria esternomastóidea superior, identificar o XI par que se localiza sobre a superfície lateral da IJV, confirmando com um estimulador de nervo.

5 Nível V

Imediatamente abaixo do ramo esternomastóideo superior da artéria occipital, o XI par penetra no músculo esternomastóideo. Utilizando uma pinça mosquito, acompanhar o nervo através do corpo do músculo até que ele se divida em dois ramos, suprindo o esternomastóideo e o trapézio. Acompanhar o ramo do XI par para o trapézio quando ele sai da margem posterior do músculo esternoclidomastóideo, aproximadamente 1 cm inferior ao nervo auricular magno. Esqueletizar o nervo ao atravessar o teto do triângulo posterior. Utilizar uma pinça mosquito para extirpar o tecido fibrogorduroso do nervo antes de seccioná-lo, lembrando que o trajeto do nervo se torna mais superficial quando ele passa posteriormente. Manter o nervo fora do campo de dissecção com um reparo de nervo.

Começando no ápice superior, limpar o conteúdo do triângulo posterior até a fáscia pré-vertebral, medialmente. Utilizar pinça de Allis para afastar o tecido fibroadiposo, anteriormente, e esqueletizar a fáscia pré-vertebral com tesoura de McIndoe. Continuar, posteriormente, até a margem anterior do trapézio. Inferiormente, o limite da dissecção situa-se na margem superior da clavícula. A fim de evitar sangramento dos vasos supraclavicular e cervical transverso, utilizar uma pinça grande para seccionar e ligar o tecido fibrogorduroso da parte inferior do nível V em segmentos.

Continuar dissecando anteriormente até alcançar a bainha carotídea (**35.6**). ✪✪

6 Níveis II, III, IV

Utilizar uma lâmina 15 para incisar a fáscia da margem anterior do músculo esternocleidomastóideo ao longo de todo seu comprimento. Utilizando pinça de Allis, descolar a fáscia, anteriormente, e dissecá-la das fibras musculares, até que a bainha carotídea subjacente esteja completamente exposta.

Com uma lâmina 15, dissecar, inferiormente, a partir da cartilagem tireoide, até a incisura esternal na linha mediana, e refletir o tecido fibroadiposo, posteriormente. Identificar o tendão do músculo omoióideo no ponto em que ele cruza a IJV e seccioná-lo com diatermia de corte.

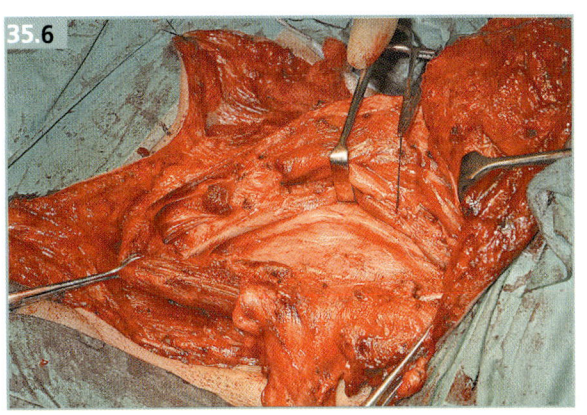

35.6 Dissecção anterior.

> ✪✪ **Dica para o cirurgião**
>
> *O ducto torácico à esquerda, nervo frênico e plexo braquial situam-se profundamente à fáscia pré-vertebral e estão protegidos de lesão. Dissecção profunda em relação à fáscia pré-vertebral normalmente não é necessária a não ser que a doença invada a fáscia.*

Utilizando tesoura de McIndoe, abrir cuidadosamente a superfície anterior da bainha carotídea sobre a IJV, para evitar danificar o X par, que se localiza posteriormente. Abrir a bainha carotídea ao longo de toda sua extensão, ligando ramos da IJV com vicryl 2/0. Superiormente, imediatamente abaixo do ventre posterior do músculo digástrico, identificar e preservar o XII par quando ele estiver posicionado medialmente à IJV.

Unir os níveis I, II, III e IV com o nível V por baixo do músculo esternomastóideo, mantendo a peça em bloco (**35.7**, **35.8**). ✪

7 Hemostasia, drenos e fechamento

Inserir dois drenos tamanho 16, assegurando que eles não fiquem sobrejacentes à bainha carotídea, e colocá-los sob aspiração enquanto estiver fechando a ferida. Usar vicryl 2/0 para fechar o platisma e a camada subcutânea profunda. Aplicar grampos na pele e um curativo transparente, como o Tegaderm®.

8 Orientação da peça

Utilizando agulhas calibre 16, fixar a peça sobre uma prancha de cortiça, marcando claramente os níveis de dissecção. Alternativamente, dividir a peça em níveis separados, conforme combinado com o seu departamento de histopatologia.

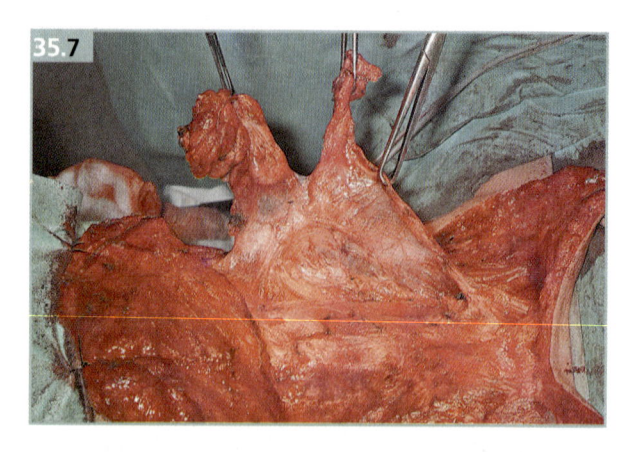

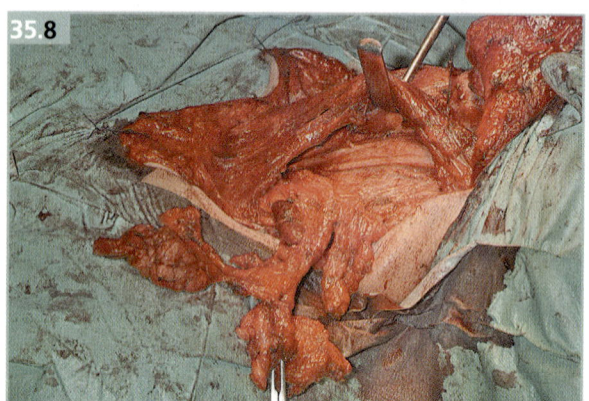

35.7, 35.8 Unir os níveis I, II, III e IV com o nível V por baixo do músculo esternomastóideo.

✪ **Dica para o cirurgião**
O nível II é dividido em IIa e IIb pelo nervo acessório. É importante incluir o nível IIb (que fica entre o nervo acessório e a base do crânio) na sua dissecção, uma vez que esta é uma área comum de doença recorrente.

36 Laringectomia total

PASSOS CIRÚRGICOS

1. Posicionamento do paciente
2. Confirmação do diagnóstico e estadiamento
3. Incisão e retalhos subplatismais
4. Secção dos músculos em fita
5. Hemitireoidectomia
6. Secção dos músculos supraióideos
7. Mobilização da laringe
8. Traqueostomia
9. Entrada na faringe
10. Laringectomia
11. Miotomia cricofaríngea
12. Punção traqueoesofágica primária, válvula fonatória e tubo estomagástrico
13. Fechamento da neofaringe
14. Hemostasia, estomaplastia e fechamento

PROCEDIMENTO

1 Posicionamento do paciente

Posicionar o paciente com um coxim sob dos ombros e um anel de cabeça, e a mesa de operação com a cabeceira elevada. Utilizar uma caneta marcadora para indicar a linha de incisão, uma incisão de Gluck Sorenson (**36.1**). Infiltrar com 20 mL de anestésico local na forma de lidocaína 1% com adrenalina na proporção de 1/200.000.✪

✪ *Dica para o cirurgião*
*Se a laringectomia estiver sendo executada com esvaziamento cervical bilateral, então a incisão deve se estender da extremidade mastóidea em um lado, passando através da linha mediana, a um ponto a meio caminho entre a cricoide e a incisura esternal, à extremidade mastóidea no lado contralateral (**36.1**, **36.2**). O esvaziamento cervical deve ser realizado no início do procedimento (ver 35 – Esvaziamento cervical). Se a laringectomia estiver sendo realizada em um esvaziamento cervical, a incisão é menor e segue na direção da margem anterior do esternocleidomastóideo em cada lado, 2 cm abaixo do ângulo da mandíbula.*

2 Confirmação do diagnóstico e estadiamento

Efetuar laringoscopia direta para confirmar o diagnóstico, local e estágio do tumor.

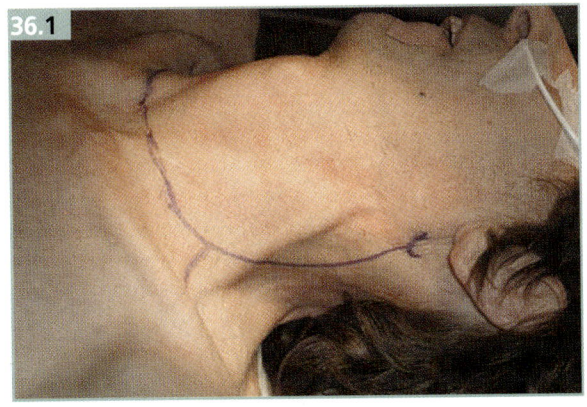

36.1 *Incisão de Gluck Sorenson.*

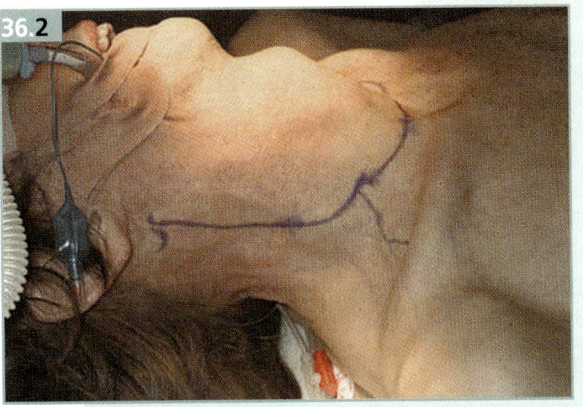

36.2 *Incisão para esvaziamento cervical bilateral.*

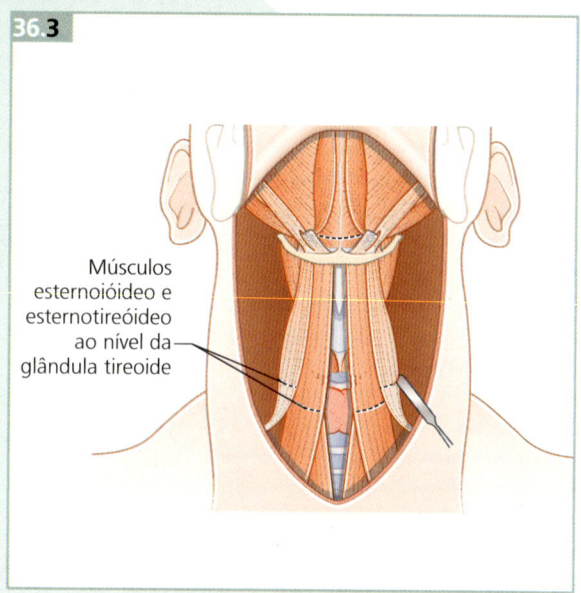

36.3 Secção dos músculos esternoióideo e esternotireóideo.

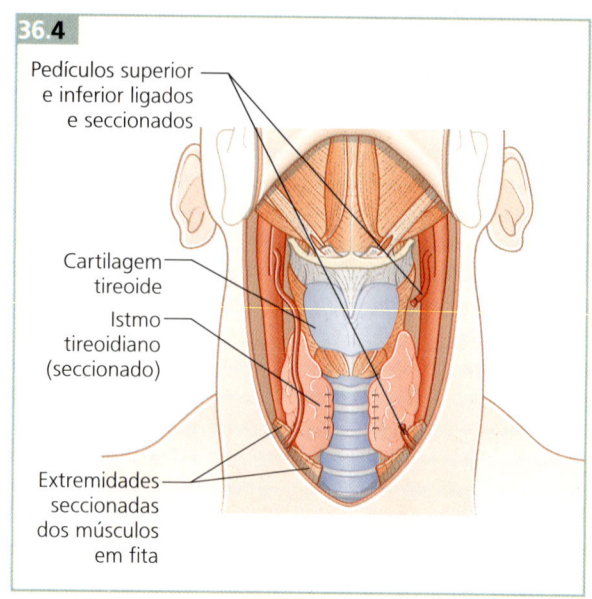

36.4 Secção do istmo tireoidiano e mobilização da tireoide.

○ **Dica para o cirurgião**
Quando estiver mobilizando o lobo tireóideo que será preservado, tomar cuidado para não traumatizar os pedículos superior e inferior que suprem as glândulas paratireoides.

3 Incisão e retalhos subplatismais
Com uma lâmina 10, incisar pele, gordura subcutânea e platisma. O assistente mantém o retalho superior sob tensão com afastadores pata-de-gato. Levantar o retalho subplatismal segurando a lâmina paralela ao platisma e permanecendo diretamente na superfície inferior do músculo, para evitar lesão ao nervo mandibular marginal e às veias jugulares anteriores que se localizam profundamente ao retalho. Utilizar suturas de tração de prolene 2/0 para segurar os retalhos em posição, e compressas úmidas de algodão para proteger os retalhos.

4 Secção dos músculos em fita
Utilizando diatermia cortante, seccionar os músculos esternoióideo e esternotireóideo ao nível do istmo da glândula tireoide (**36.3**). Seccionar o omoióideo no seu tendão.

5 Hemitireoidectomia
Uma hemitireoidectomia deve ser efetuada no lado do tumor; quando possível o lobo tireóideo contralateral deve ser preservado. Seccionar o istmo tireoidiano (*ver 34 – Tireoidectomia*) e ligar a veia tireóidea média no lado afetado. Identificar e ligar os pedículos inferior e superior. Seccionar o nervo laríngeo recorrente. Manter a hemitireoide afixada à traqueia, e removê-la em bloco com a peça de laringectomia. No lado contralateral, dissecar o lobo da tireoide separando-o da traqueia, e preservá-lo, com as glândulas paratireoides fixadas (**36.4**). ○

6 Secção dos músculos supraióideos
Utilizando diatermia cortante, seccionar as fixações dos músculos supraióideos da margem anterior do osso hioide (**36.4**). Começar na linha mediana e dissecar lateralmente sobre o corno maior, para evitar lesionar, inadvertidamente, o nervo hipoglosso. ○○

7 Mobilização da laringe

Utilizando tesoura de dissecção, seccionar a fáscia pré-traqueal para separar a bainha carotídea da parede lateral da laringe em ambos os lados. Continuar a dissecção desde o nível da traqueia, inferiormente, até o nível do osso hioide, superiormente. Utilizar diatermia cortante para esqueletizar a cartilagem tireoide. Se possível, preservar as fibras do músculo constritor inferior para ajudarem a reconstruir a neofaringe.

8 Traqueostomia

Calcular a posição da traqueostomia entre o 2° ao 4° anéis traqueais, mas caso o tumor seja subglótico, então a traqueostomia deverá ser realizada mais inferiormente. Utilizar uma lâmina 11 para penetrar na traqueia, e continuar a incisão lateralmente para a parede posterior da traqueia. Manter a parede posterior da traqueia intacta nesta fase. Inserir um tubo de traqueostomia flexível (tubo de Rusch Montando) na traqueia, conectar à ventilação e suturar o tubo em posição na parede torácica anterior (**36.5**).✪✪✪

9 Entrada na faringe

Palpar o espaço pré-epiglótico para determinar o nível da extremidade da epiglote. Utilizar dois pares de pinças de Allis para elevar a mucosa da laringe em cada lado da linha mediana a este nível. Utilizar diatermia cortante para entrar na faringe na linha mediana, apreender a ponta da epiglote com uma pinça de Babcock e afastar anteriormente.

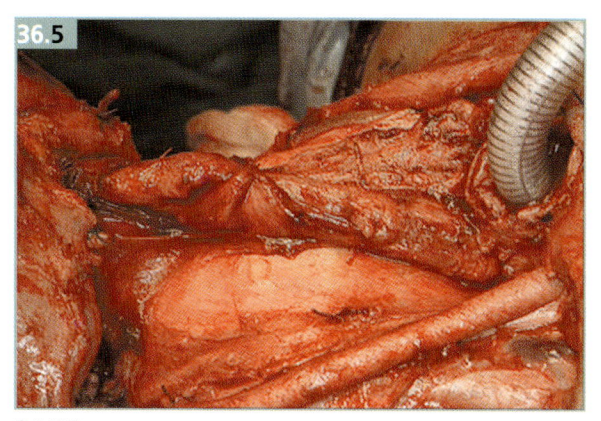

10 Laringectomia

Utilizando tesoura de íris, prolongar a incisão lateralmente, ao longo das pregas ariepiglóticas, bilateralmente. Neste momento, tem-se uma visão completa da laringe e pode-se avaliar a extensão da doença. Utilizando tesoura de íris, continuar a dissecção, inferiormente, até o seio piriforme, caso a doença permita. Introduzir um dedo no seio piriforme para esticar a mucosa e tornar mais fácil a dissecção. Continuar a dissecção, posteriormente, na direção da região retrocricóidea em ambos os lados e mobilizar a fixação superior da laringe. Descolar a laringe para frente, separando-a do esôfago até a traqueostomia, inferiormente. Pode-se, agora, ressecar a parede posterior da traqueia.✪✪✪✪

✪✪ **Dica para o cirurgião**
Rodar o esqueleto laríngeo em direção oposta à sua para permitir a visualização do corno maior.

✪✪✪ **Dica para o cirurgião**
Avisar o anestesista que você está por executar a traqueostomia.

✪✪✪✪ **Dica para o cirurgião**
Preservar o máximo possível da mucosa do seio piriforme permite o fechamento faríngeo sem tensão e reduz o risco de fístula faringocutânea e estenose.

36.5 Traqueostomia.

11 Miotomia cricofaríngea

Inserir seu dedo indicador na luz do esôfago, e rodar o aspecto posterior do esôfago para o seu campo visual. Utilizando uma lâmina 15 nova, incisar, longitudinalmente, para baixo, sobre o seu dedo, seccionando primeiramente as fibras musculares esofágicas longitudinais e, a seguir, as circulares. Seccionar as últimas poucas fibras muito cuidadosamente, para evitar perfurar a mucosa esofágica.

12 Punção traqueoesofágica primária, válvula fonatória e tubo estomagástrico

Inserir uma pinça curva longa no esôfago superior e posicionar a ponta da pinça contra a parede posterior da traqueia, na linha mediana, 1 cm abaixo da margem do estoma traqueal. Utilizar uma lâmina 15 nova para incisar inferiormente sobre a ponta da pinça, separando a traqueia e o esôfago. Passar a ponta da pinça através do buraco, apreender a extremidade de um tubo estomagástrico tamanho 16, e puxar o tubo de volta para o esôfago. Progredir com a extremidade para baixo na direção do estômago. Utilizar uma sutura de seda 2/0 para fixar o tubo estomagástrico à parede anterior do tórax.

13 Fechamento da neofaringe

Utilizar *vicryl rapide* 4/0 para inserir o primeiro ponto de sutura em cada extremo da mucosa faríngea. Não cortar a sutura, e deixar a extremidade da sutura longa, de forma que possa colocar nela uma pinça mosquito. O assistente, delicadamente, eleva a sutura em ambas as extremidades para colocar a margem da mucosa sob tensão. Continuar, então, sua sutura contínua horizontalmente para o lado oposto, assegurando que a sutura everta as margens mucosas intraluminais.

Suturar os músculos constritores inferiores conjuntamente sobre o seu reparo da mucosa, para fornecer uma segunda camada de fechamento.

14 Hemostasia, estomaplastia e fechamento

Pedir ao anestesista que abaixe a cabeça do paciente e que normalize a pressão arterial, para checar qualquer sangramento. Inserir dois drenos de aspiração tamanho 16, assegurando-se de que eles não toquem na anastomose, e suturar os drenos em posição com prolene 2/0. Cortar as suturas de tração e aparar a pele do retalho superior em um semicírculo em torno do estoma traqueal, de modo a que a pele não fique sob qualquer tensão. Usar um prolene 2/0 para inserir pontos de colchoeiro verticais entre a pele e a margem traqueal, certificando-se de que você não deixe qualquer cartilagem exposta.

Fechar a ferida do pescoço com vicryl 3/0 no platisma e nos tecidos subcutâneos profundos, e grampos na pele. Trocar o tubo de Rusch Montando para um tubo de traqueostomia com *cuff* não fenestrado de luz dupla. Inflar o *cuff*, e suturar o tubo em posição para evitar usar fitas de traqueostomia que podem colocar pressão sobre a ferida do pescoço. ✪

✪ **Dica para o cirurgião**

Uma técnica alternativa para a criação do estoma é modelar uma incisão separada no retalho inferior, mantendo o estoma separado da incisão de Gluck Sorenson.

✪ **Dica para o cirurgião**

Seccionar as cabeças esternais do esternocleidomastóideo para evitar um estoma afundado.

37 Retalho miocutâneo do peitoral maior

PASSOS CIRÚRGICOS

1. Posicionamento do paciente
2. Desenho e marcação do retalho de pele pediculado
3. Desenho e marcação da incisão/via de acesso
4. Levantamento do pedículo cutâneo
5. Apresentação do pedículo no pescoço
6. Fechamento

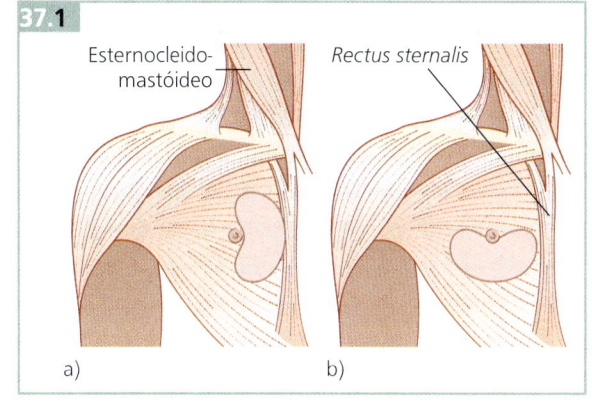

37.1 Desenho do pedículo de pele.

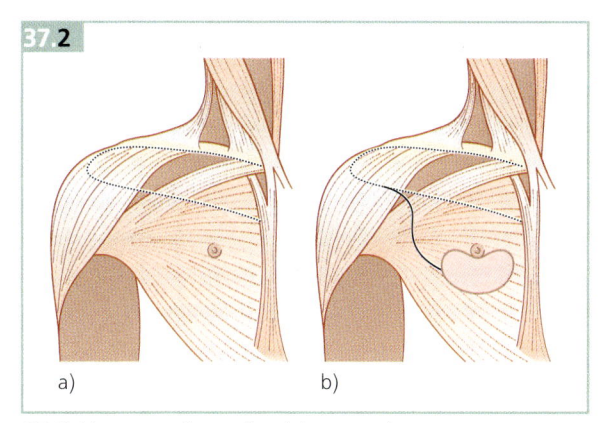

PROCEDIMENTO

1 Posicionamento do paciente

O paciente é posicionado com rodilha e coxim sob os ombros. A parede torácica é preparada com solução iodada desde a região umbilical até a clavícula.

2 Desenho e marcação do retalho de pele pediculado

Desenhar o seu pedículo de pele, como mostrado (**37.1a, b**) em uma posição horizontal ou vertical. Evitar incluir o mamilo como parte do pedículo, uma vez que isto levará a um mau resultado estético. ✪

3 Desenho e marcação da incisão/via de acesso

Marcar o retalho deltopeitoral, como mostrado (**37.2a**). Para pedículos de pele horizontais: conectar o ramo inferior do retalho deltopeitoral ao pedículo, fazendo uma incisão ao longo da margem anterior da prega axilar (**37.2b**). Para pedículos de pele verticais: conectar o ramo inferior do retalho deltopeitoral ao pedículo com uma incisão cruzando a parede torácica, como mostrado (**37.3**).

37.2 Marcação do retalho deltopeitoral.

✪ Dica para o cirurgião

Quando estiver determinando a posição do retalho de peitoral maior, levar em consideração, e, portanto, preservar um retalho deltopeitoral para possível uso futuro, conforme mostrado em **37.3**.

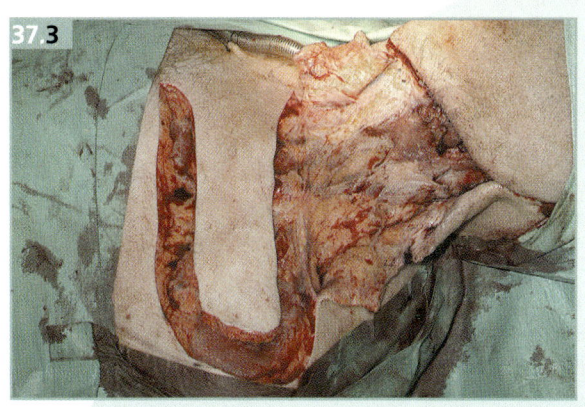

37.3 Retalho deltopeitoral.

4 Levantamento do pedículo cutâneo

Realizar incisão na pele com uma lâmina 10 e incisar a pele e gordura subcutânea até a fáscia peitoral.

Com uma sutura vicryl 3/0, prender as margens do pedículo de pele à fáscia peitoral para evitar movimento tangencial. Conectar, então, o retalho de pele pediculado ao retalho peitoral com uma incisão através da pele e gordura subcutânea, conforme mostrado. Utilizar tesoura de McIndoe para descolar a pele da parede torácica superior ao pedículo até a clavícula. Identificar o músculo peitoral maior inferolateralmente. Utilizar dissecção digital para delinear o plano entre os músculos peitoral maior e menor e separar os dois. Identificar, então, o ramo peitoral do pedículo neurovascular toracoacromial, que é o principal suprimento vascular para o retalho.

Continuando com a dissecção digital, elevar o retalho peitoral maior até a clavícula. Certificar-se de que o pedículo neurovascular esteja à vista o tempo todo e protegê-lo contra lesões. À medida que a dissecção prossegue superiormente e se aproxima da inserção superior do peitoral maior na clavícula, reduzir a largura do retalho (largura medial a lateral) utilizando tesoura de McIndoe. ✪

5 Apresentação do pedículo no pescoço

Uma vez mobilizado o pedículo, criar um pequeno túnel superficial à clavícula para o interior do pescoço. Utilizar pinça de Babcock para avançar o retalho para o pescoço através do túnel subcutâneo. Evitar torcer ou ocluir o pedículo vascular. ✪✪

6 Fechamento

Um dreno tamanho 16 é inserido e a incisão é fechada em duas camadas, utilizando-se vicryl 2/0 e grampos de pele.

✪ Dica para o cirurgião

Assegure que sua incisão seja ligeiramente oblíqua à fáscia para incluir tantos vasos perfurantes ao músculo quanto possível. Isto maximizará a vascularidade do retalho cutâneo pediculado.

✪✪ Dica para o cirurgião

Retalhos de transferência de tecido livre são largamente utilizados como alternativa ao retalho de peitoral maior, por exemplo, retalho de antebraço radial, retalho de coxa anterolateral.

38 Retalhos locais

CONSIDERAÇÕES

- **Planejamento**
- **Z-plastia**
- **Retalho de avanço**
- **Retalho bilobulado**
- **Retalho romboide**

Planejamento

Os fatores a considerar quando se está planejando um retalho local incluem:

- Local e tamanho do defeito (a margem de excisão depende da patologia da lesão).
- Unidades estéticas (**38.1**).
- Qualidade da pele (idade do paciente, tabagismo, radioterapia prévia).
- Linhas de tensão da pele relaxada (RSTLs) (**38.2**).
- Uma variedade de retalhos locais encontra-se disponível; os mais comuns são descritos a seguir.

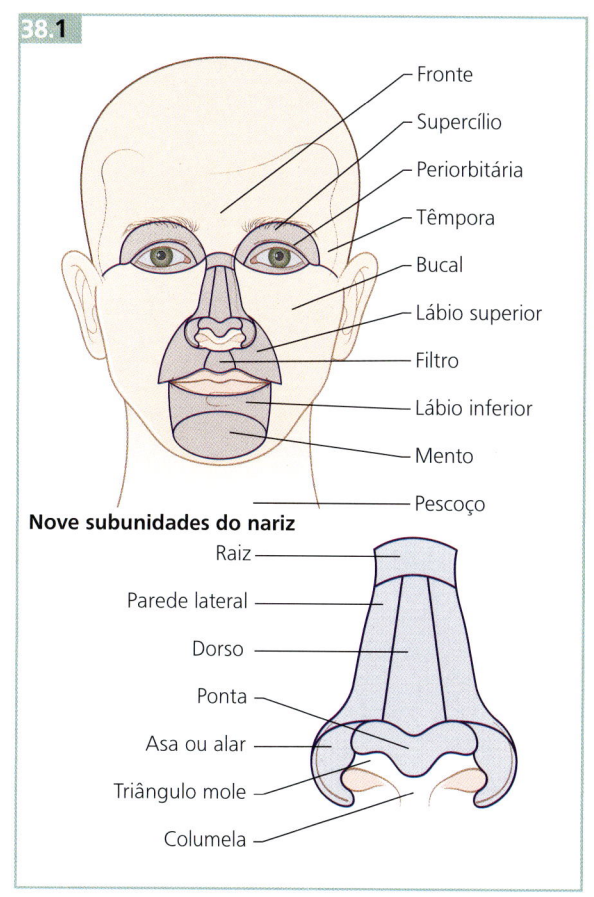

38.1 Unidades estéticas da face.

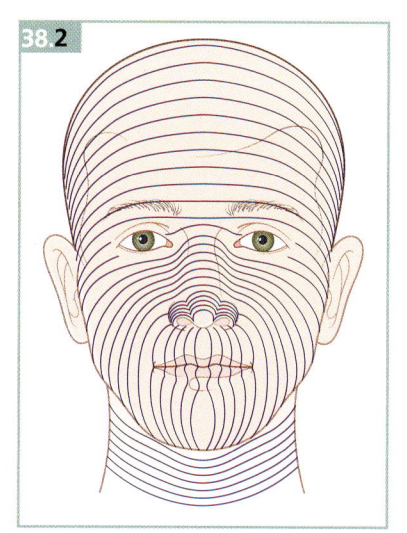

38.2 Linhas de tensão da pele relaxada.

Z-plastia

Utilizar a Z-plastia para revisar cicatrizes aumentando o comprimento da cicatriz, reorientando a cicatriz ou interrompendo uma cicatriz reta.

PASSOS CIRÚRGICOS

1. Posicionamento do paciente
2. Colocação de campos e anestesia local
3. Excisão da lesão
4. Levantamento de retalhos locais
5. Fechamento e curativo

PROCEDIMENTO

1 Posicionamento do paciente
Posicionar o paciente sobre uma rodilha, com a cabeceira da mesa de operação elevada. Marcar a extensão da lesão e a margem de excisão. Desenhar o retalho, com duas linhas fazendo ângulos de 60°, utilizando RSTLs.

2 Colocação de campos e anestesia local
Utilizar um campo cirúrgico para a cabeça, e preparar a pele com solução iodada. Se o procedimento estiver sendo realizado sob anestesia local, tomar cuidado para deixar expostos os olhos do paciente. Injetar, subcutaneamente, anestésico local e adrenalina na forma de lidocaína 2%, e adrenalina na proporção de 1/80.000 no local da incisão planejada.

3 Excisão da lesão
Com uma lâmina 15, excisar a cicatriz. Assegurar que a lâmina seja mantida perpendicular à superfície da pele, para evitar "biselar" a margem. Incisar os ramos da Z-plastia.

4 Levantamento de retalhos locais
Descolar os retalhos de pele de tal modo que pele suficiente seja tornada disponível para transpor o tecido de A para B (**38.3**).

5 Fechamento e curativo
Suturar os pontos A a C e B a D com vicryl incolor 5/0 (na face) para ancorar os retalhos em posição. Utilizar prolene 6/0 para fechar as incisões, assegurando-se de everter as margens de pele e evitar fechamento sob tensão. Aplicar pomada de cloranfenicol na ferida.

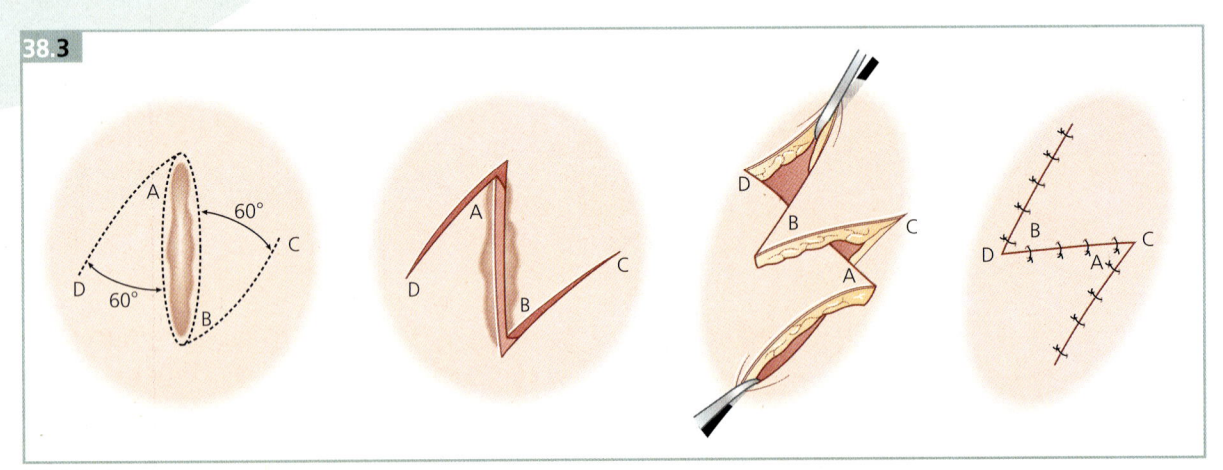

38.3 Z-plastia.

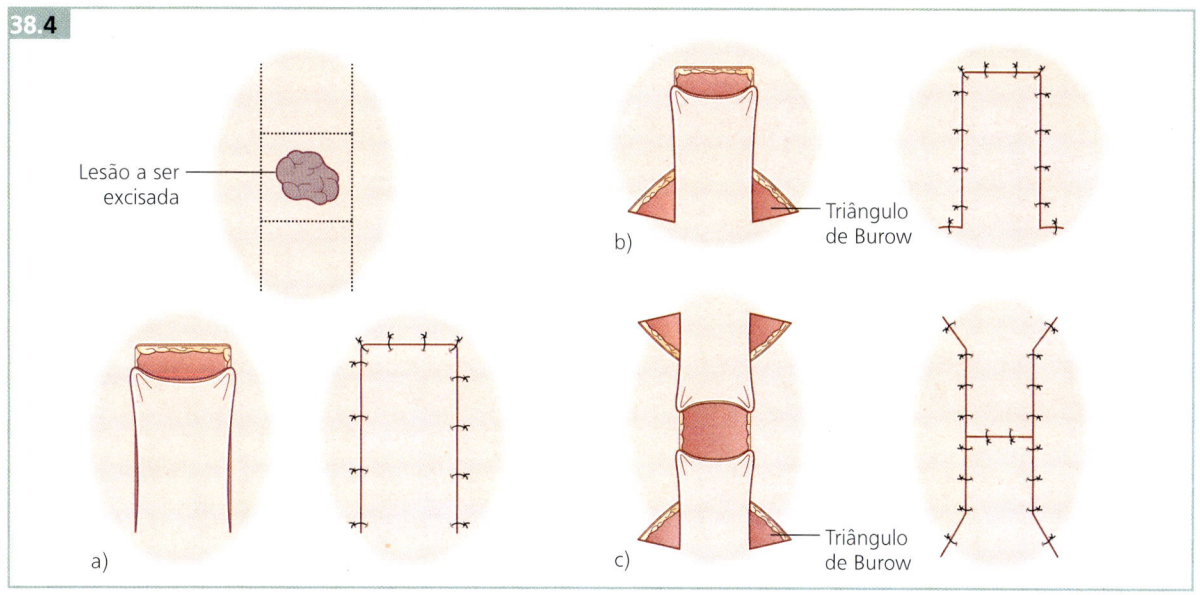

38.4 Retalhos de avanço: a) retalho de avanço; b) com triângulos de Burow; c) retalho de avanço bilateral.

Retalho de avanço

Retalhos de avanço são utilizados para avançar tecido de uma área para outra. Triângulos de Burow podem ser usados para trazer mais tecido para o avanço do que um retalho de avanço simples unicamente.

PASSOS CIRÚRGICOS

1. Posicionamento do paciente
2. Colocação de campos e anestesia local
3. Excisão da lesão
4. Levantamento de retalhos locais
5. Fechamento e curativo

PROCEDIMENTO

1 Posicionamento do paciente
Posicionar o paciente sobre uma rodilha, com a mesa de operação com a cabeceira elevada. Marcar a extensão da lesão e a margem de excisão. Desenhar o retalho, com triângulos de Burow na base do retalho se for necessário avanço extra (**38.4**). Retalhos de avanço bilaterais podem ser usados para lesões maiores.

2 Colocação de campos e anestesia local
Utilizar um campo cirúrgico para a cabeça e preparar a pele com solução iodada. Se o procedimento estiver sendo feito sob anestesia local, tomar cuidado para deixar expostos os olhos do paciente. Injetar anestésico local e adrenalina subcutâneos, na forma de lidocaína 2%, e adrenalina na proporção de 1/80.000 no local da incisão planejada.

3 Excisão da lesão
Com uma lâmina 15, excisar a lesão. Assegurar que a lâmina seja mantida perpendicular à superfície da pele o tempo todo, para evitar "biselar" a margem. Incisar os ramos do retalho de avanço, e excisar o tecido de triângulos de Burow se necessário.

4 Levantamento de retalhos locais
Descolar os retalhos de pele de tal modo que pele suficiente seja tornada disponível para transpor o tecido para o interior do defeito.

5 Fechamento e curativo
Suturar os dois cantos do retalho ao topo do defeito com vicryl incolor 5/0 (na face) para ancorar o retalho em posição. Utilizar prolene 6/0 para fechar as incisões, certificando-se de everter as margens de pele e evitar o fechamento sob tensão. Aplicar cloranfenicol pomada na ferida.

39 Otoplastia

PASSOS CIRÚRGICOS

1. Posicionamento do paciente
2. Marcação e anestesia local
3. Incisão retroauricular
4. Exposição e entalhamento da cartilagem
5. Sutura da cartilagem
6. Fechamento e curativo

PROCEDIMENTO

1 Posicionamento do paciente

Posicionar o paciente sobre uma rodilha, com a cabeceira da mesa de operação elevada. Girar a cabeça do paciente para o lado oposto a ser operado. Um curativo é utilizado sobre a cabeça, para cobrir os cabelos, e um campo autoadesivo pode ser usado para cobrir a face inteira.

2 Marcação e anestesia local

Com uma caneta marcadora estéril, marcar a crura inferior, a crura superior e a escafa, como mostrado na Figura **39.1**. Utilizar uma agulha calibre 16 mergulhada em azul de metileno para marcar a convexidade planejada da crura superior e da escafa (**39.2**, **39.3**). Passar a agulha através do pavilhão auricular, no sentido anteroposterior. Através de ação de capilaridade, preencher a luz da agulha com corante, e, então, retirar a agulha através da cartilagem, deixando uma marca de tatuagem.

Injetar 2 mL de anestésico local e adrenalina na forma de lidocaína 2%, e adrenalina, na proporção de 1/80.000, utilizando uma seringa odontológica. Certificar-se de que o anestésico local seja injetado subpericondralmente. A seguir, tracionar o pavilhão para frente e traçar uma incisão cutânea elíptica na face posterior do pavilhão (**39.4**, **39.5**). Injetar 2 mL de anestésico local e adrenalina.

3 Incisão retroauricular

Utilizar uma lâmina 15 para excisar a elipse marcada na pele da face posterior do pavilhão até o pericôndrio. Remover qualquer tecido conectivo e músculo no sulco retroauricular até o periósteo da mastoide. Dissecar, então, a pele anteriormente, na direção da hélice, até atingir as marcas de azul de metileno (**39.6**).✪

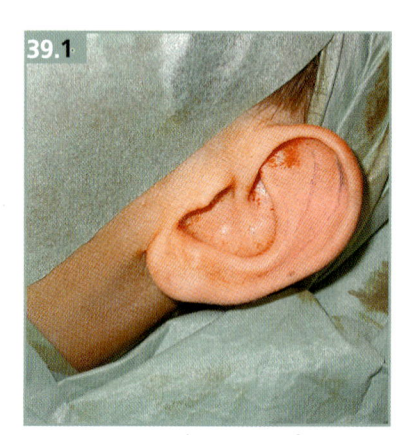

39.1 Marcação das cruras inferior e superior e da escafa.

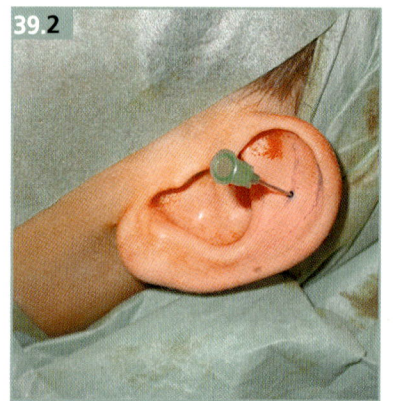

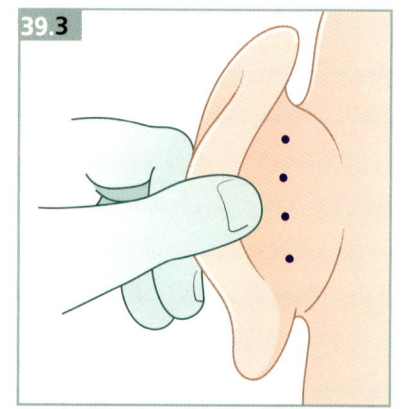

39.2, 39.3 Marcação da convexidade planejada da crura superior e da escafa.

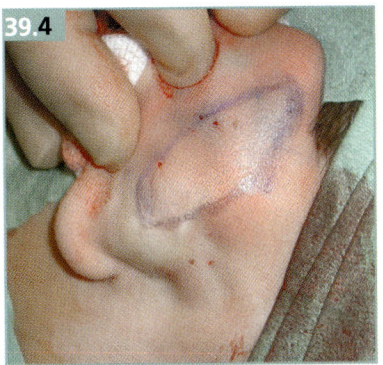

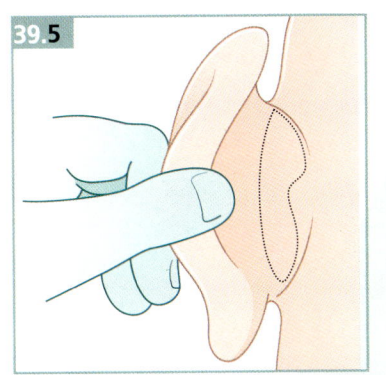

39.4, 39.5 Marcação da incisão na pele posterior.

⊙ **Dica para o cirurgião**
Duas técnicas principais estão disponíveis para a otoplastia – sutura e entalhamento. A técnica tradicional de Mustarde utiliza suturas de colchoeiro conchoescafais somente.

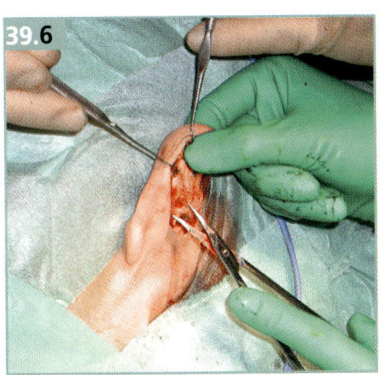

39.6 Dissecção da pele anteriormente.

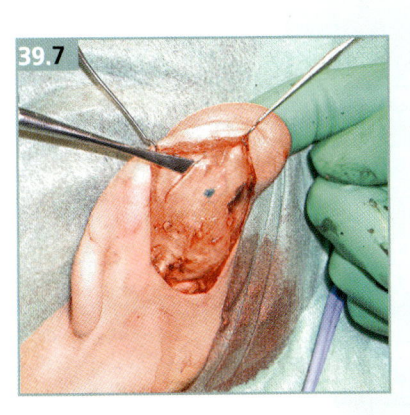

39.7 Elevação do pericôndrio do pavilhão auricular anteriormente.

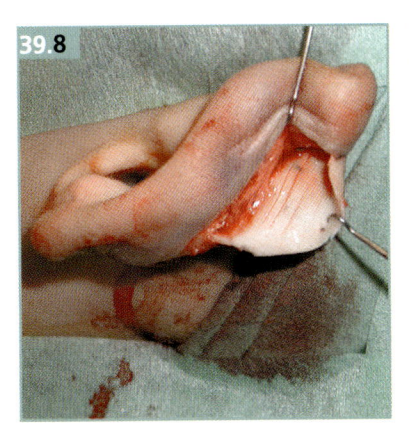

39.8 Entalhamento da superfície côncava da cartilagem.

4 Exposição e entalhamento da cartilagem

Com uma lâmina 15, incisar a cartilagem, tomando cuidado para evitar perfurar a pele da superfície anterior do pavilhão. Utilizar um descolador de Freer ou tesoura de íris curva para descolar o periósteo do pavilhão, anteriormente, até o comprimento inteiro da antélice (**39.7**).

Com uma lâmina 15, entalhar a superfície côncava da cartilagem (**39.8**).

5 Sutura da cartilagem

Para criar a prega antelical, avaliar, primeiramente, a quantidade de pregueamento necessária dobrando a cartilagem com o dedo indicador e o polegar, e, a seguir, realizar uma série de suturas de colchoeiro horizontais, a partir da porção lateral do pavilhão posterior em direção à porção medial. Realizar, primeiramente, a sutura superior, seguida por mais 3-4 suturas de colchoeiro, conforme necessário (**39.9**, **39.10**). Atar o fio somente quando todas as suturas estiverem posicionadas, novamente iniciando pela sutura mais superior, ajustando o aperto para obter o efeito desejado.

Finalmente, utilizando uma sutura absorvível 4/0, ancorar a concha ao periósteo da mastoide, para corrigir uma escavação conchal profunda (**39.11**).

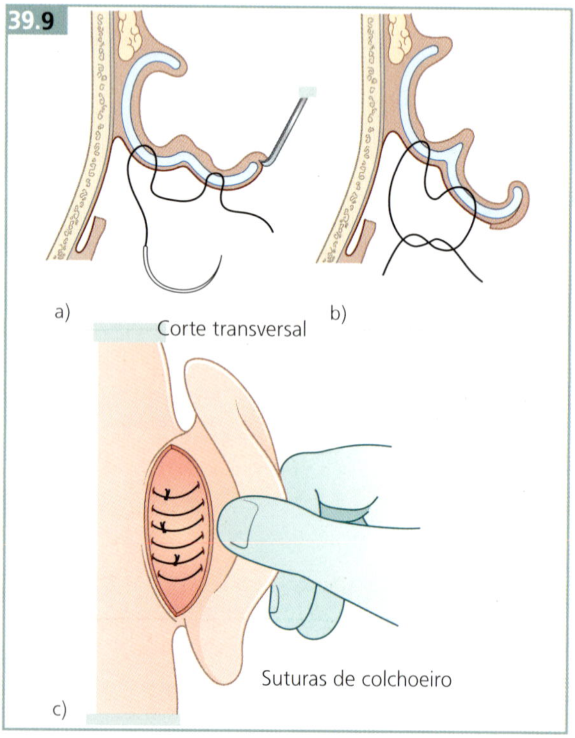

6 Fechamento e curativo

Utilizar prolene 4/0 para fechar a incisão retroauricular. Medir a distância entre a orelha e a mastoide (**39.12**) e seguir o mesmo procedimento no lado contralateral. Ter certeza de que a distância nos dois lados é a mesma para um resultado estético simétrico. Utilizar uma bola de algodão para bloquear a abertura do meato acústico externo; utilizar um curativo impregnado de parafina, como o Jelonet®, para tamponar as concavidades da orelha e outro Jelonet para cobrir a incisão retroauricular. Cobrir ambas as orelhas com lã de algodão e aplicar uma atadura na cabeça. A atadura não deve ser removida antes de 1 semana do pós-operatório.

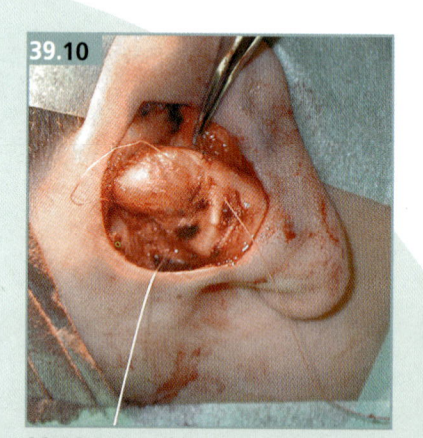

39.9 Colocação de suturas de colchoeiro horizontais.

39.10 Suturando.

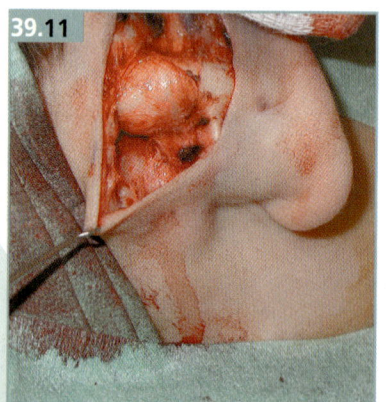

39.11 Ancoragem da concha no periósteo da mastoide.

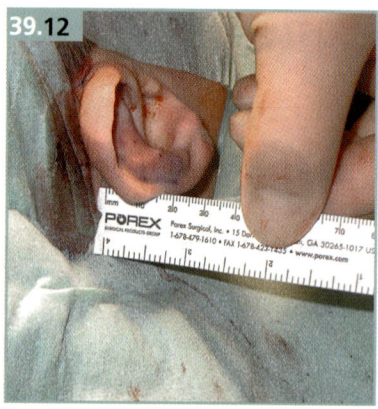

39.12 Mensuração da distância entre o pavilhão auricular e a mastoide.

40 Blefaroplastia

Pálpebra superior

PASSOS CIRÚRGICOS

1. Marcação pré-operatória
2. Posicionamento do paciente
3. Incisão na pele
4. Ressecção de pele e músculo
5. Remoção de bolsa de gordura
6. Fechamento

PROCEDIMENTO

1 Marcação pré-operatória
Marcar a linha inferior da incisão na margem tarsal superior, a qual corresponde à ruga inferior da pálpebra superior. A cicatriz, então, ficará em um sulco natural da pele. Marcar a linha superior da incisão de acordo com a quantidade de pele e músculo em excesso que necessitam ser removidos. Manter ao menos 2,5 cm de pele intacta entre o supercílio e os cílios (**40.1**). As duas linhas se encontram medialmente ao longo do sulco da pálpebra superior. ✪

2 Posicionamento do paciente
Posicionar o paciente sobre uma rodilha (**40.2**). Este procedimento pode ser feito sob anestesia local ou geral. Injetar 2 mL de lidocaína com adrenalina na proporção de 1/80.000 nas linhas de incisão, bilateralmente. Utilizar uma seringa odontológica para injetar o anestésico na camada subcutânea; evitar injetar anestésico no globo.

3 Incisão na pele
Utilizar uma lâmina 15 para incisar a pele sob tensão. Começar na extremidade medial da incisão inferior, e continuar até a margem lateral. Completar a incisão ao longo da margem superior, novamente começando medialmente e estendendo a incisão lateralmente.

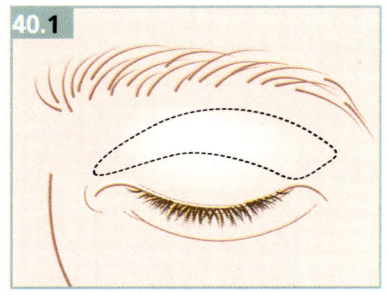

40.1 Marcação da pálpebra superior.

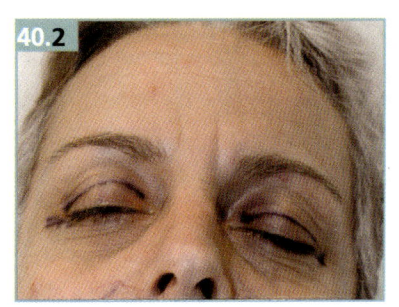

40.2 Marcação no paciente.

> ✪ **Dica para o cirurgião**
> Certifique-se de marcar a incisão com o paciente em ambas as posições, supina e ereta. Lembrar sempre que os pacientes podem ter variações anatômicas, e os olhos podem não ser simétricos.

4 Ressecção de pele e músculo
Apreender a pele com pinça de Adson, e, começando lateralmente, excisar pele e músculo orbicu-

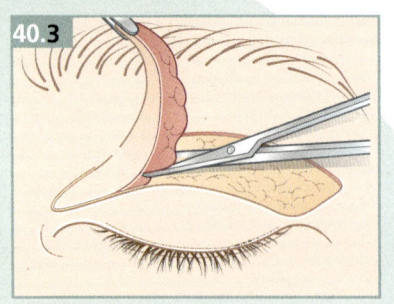

40.3 Remoção de pele e músculo. 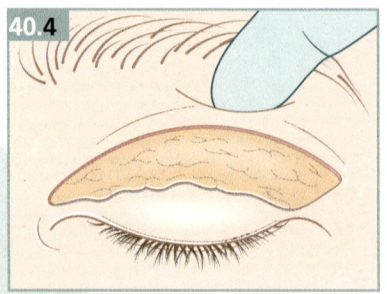   **40.4** Remoção de corpo adiposo. 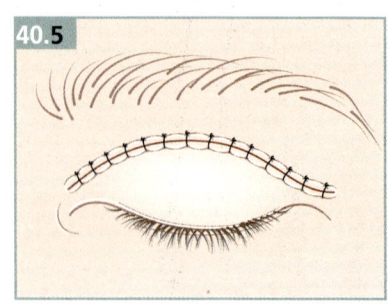   **40.5** Sutura.

lar do olho em conjunto. Esta ação libera a gordura da pálpebra superior, que se localiza imediatamente abaixo do músculo (**40.3**). Caso necessário, reduzir a espessura da parte lateral do músculo orbicular do olho, reduzindo, assim, a probabilidade de cicatrização irregular ou proeminente.

5 Remoção de bolsa de gordura
Incisar o septo orbitário, que está situado abaixo do músculo orbicular do olho. Pressionar delicadamente o globo ocular, de modo que o corpo adiposo hernie através do septo orbitário (**40.4**). Apreender a gordura com duas pinças de Adson e utilizar uma pinça fina de artéria para clampear a gordura. Utilizar diatermia cortante monopolar para remover a gordura acima da pinça de artéria. Soltar a pinça de artéria lentamente, e utilizar diatermia bipolar para cauterizar quaisquer pontos sangrantes. ✪

6 Fechamento
Utilizando prolene 6/0, fechar as margens de músculo e pele, lateralmente, com dois ou três pontos separados. O resto da incisão pode ser fechado com uma sutura contínua de prolene 6/0 (**40.5**). Aplicar *steri-strips* de 0,6 mm na incisão.

✪ **Dica para o cirurgião**
Incisar o septo orbitário no sentido lateromedial, tomando cuidado para evitar danificar o saco lacrimal medialmente.

Pálpebra inferior – via de acesso transcutânea

PASSOS CIRÚRGICOS

1 Marcação pré-operatória
2 Posicionamento do paciente
3 Incisão na pele
4 Remoção de bolsa de gordura
5 Ressecção de pele e músculo
6 Fechamento

PROCEDIMENTO

1 Marcação pré-operatória
Marcar a incisão 2 mm abaixo da margem tarsal (**40.6**). Medialmente, a incisão começa imediatamente abaixo do *punctum* inferior e se estende lateralmente, além do canto lateral, seguindo o sulco natural da pele por, aproximadamente, 5-10 mm. Esta marcação de incisão pode ser feita com o paciente supino.

2 Posicionamento do paciente
Posicionar o paciente sobre uma rodilha. Este procedimento pode ser realizado sob anestesia local ou geral. Injetar 2 mL de lidocaína com adrenalina na proporção de 1/80.000 nas linhas de incisão, bilateralmente. Utilizar uma seringa odontológica para injetar o anestésico na camada subcutânea, evitar injetar anestésico no globo ocular.

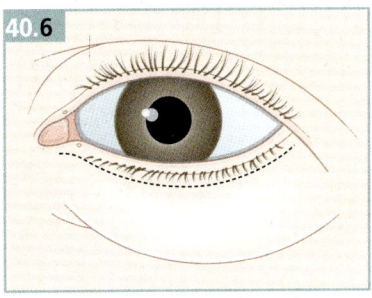

40.6 Marcação da pálpebra inferior.

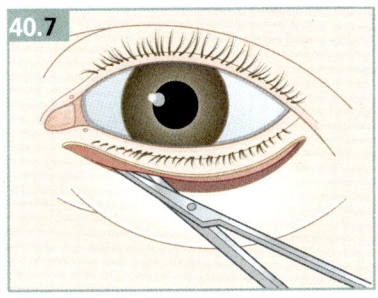

40.7 Cortando o músculo ao longo da linha de incisão na pele.

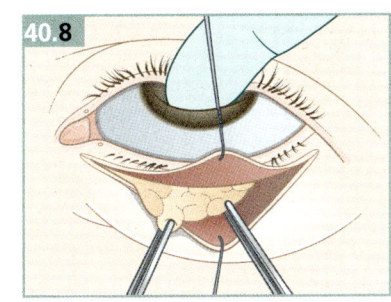

40.8 Remoção do excesso de gordura.

3 Incisão na pele

Utilizar uma lâmina 15 para incisar a pele sob tensão. Começar no extremo medial da incisão, assegurando que somente a pele seja incisada, expondo o músculo orbicular do olho. Com uma tesoura de íris romba, cortar através do músculo, lateralmente, e criar um túnel por baixo do músculo (**40.7**). Utilizar a tesoura para cortar o músculo ao longo da linha de incisão na pele. Utilizar dois ganchos de pele para afastar a pálpebra inferior, superiormente, e a pele e músculo, inferiormente, para expor o aspecto medial do músculo orbicular. Usar uma compressa de Lahey para desenvolver um plano por baixo do músculo, até a margem infraorbitária.

4 Remoção de bolsa de gordura

Utilizar pinça de Adson para afastar o corpo adiposo medial e decidir a quantidade de gordura a ser excisada. Apreender a gordura com duas pinças de Adson e utilizar uma pinça fina de artéria para clampear a gordura. Utilizar diatermia cortante monopolar para remover a gordura acima da pinça de artéria (**40.8**). Soltar a pinça de artéria lentamente, e utilizar diatermia bipolar para cauterizar quaisquer pontos sangrantes. Normalmente, não há necessidade de reduzir o corpo adiposo lateral.

5 Ressecção de pele e músculo

Caso o músculo orbicular do olho seja hipertrófico, excisar uma tira estreita de músculo utilizando tesoura de íris. Remover a pele em excesso, mantendo a pálpebra inferior sob tensão e excisando a pele no sentido lateromedial. Tomar grande cuidado para excisar somente uma quantidade conservadora de pele, em especial medialmente, a fim de evitar ectrópio.

6 Fechamento

Utilizar prolene 6/0 para fechar as margens de pele lateralmente. Utilizar dois ou três pontos separados para fechar músculo orbicular e pele em conjunto. Completar o fechamento com uma sutura contínua de prolene 6/0 (**40.9**). Aplicar *steri-strips* de 0,6 mm na incisão.

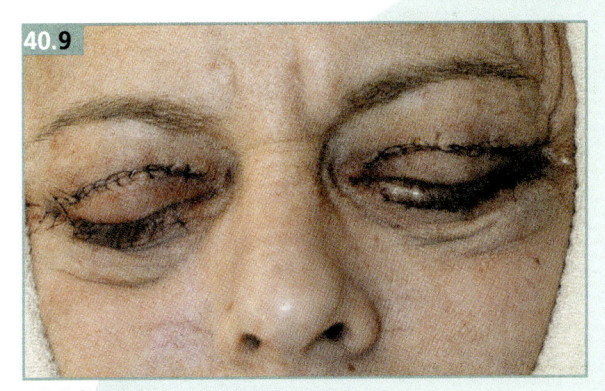

40.9 Sutura.

41 Face lift

PASSOS CIRÚRGICOS

1. Marcação pré-operatória
2. Posicionamento do paciente
3. Incisão
4. Descolamento da pele e dissecção do sistema musculoaponeurótico superficial (SMAS)
5. Dissecção submentual
6. Fechamento e curativo

PROCEDIMENTO

1 Marcação pré-operatória

Marcar o paciente na posição ereta de tal modo que áreas, papadas, pregas nasolabiais e bandas platismais sejam enfatizadas (**41.1**). Marcar os seguintes reparos anatômicos: ângulo da mandíbula, linha da mandíbula, arco zigomático, e o ramo frontal do nervo facial, no ponto em que ele cruza a raiz do zigoma.

2 Posicionamento do paciente

Infiltrar a linha de incisão e a face com anestésico local e adrenalina. Minimizar a toxicidade do anestésico local com a técnica de tumescência – misturar 100 mL de soro fisiológico com 20 mL de lidocaína 1% com adrenalina na proporção de 1/200.000. Utilizando uma agulha azul, infiltrar primeiramente a incisão, e, em seguida, mudar para uma agulha espinal e infiltrar a camada subcutânea da face e pescoço.✪

3 Incisão

A incisão é dividida em quatro partes – temporal, pré-auricular, retroauricular, mastóidea/occipital, diferindo entre homens e mulheres. Em mulheres, a incisão começa 2 cm acima da extremidade do pavilhão auricular, posteriormente à linha capilar, e então se junta ao sulco pré-auricular imediatamente acima do trago. A incisão corre, inferiormente, cruzando a face posterior do trago, e a seguir 2 mm anterior ao lóbulo até a inserção do lóbulo. Continuar a incisão posterossuperiormente

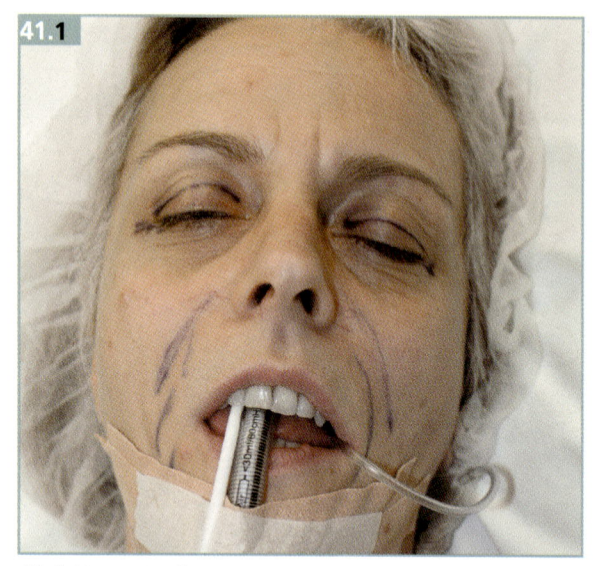

41.1 Marcação do paciente.

> ✪ **Dica para o cirurgião**
> É importante lembrar que uma boa infiltração diminui as probabilidades de perda sanguínea e reduz, significativamente, hematomas e edemas pós-operatórios.

no sulco retroauricular até o nível do meato acústico externo. A incisão então corre, transversalmente, através da mastoide e para o interior da linha capilar. Seguir a linha capilar inferiormente por 5-6 cm.

Em homens, a incisão começa 2 cm acima da extremidade do pavilhão auricular na linha capilar, e não posteriormente a ela, e, a seguir, continua na frente da costeleta, virando posteriormente em 90° para um ponto 2-3 mm anterior ao lóbulo do pavilhão, antes de continuar como nas mulheres. Esta variação da incisão evita que o paciente tenha pele pilosa sobre o trago pós-operatoriamente ou que perca a costeleta.✪✪

4 Descolamento da pele e dissecção do SMAS

Descolar a pele iniciando na incisão retroauricular. O tecido subcutâneo é aderente à fáscia esternomastóidea na sua inserção na extremidade mastóidea. Dissecar cuidadosamente com lâmina 15 até alcançar a margem lateral do músculo esternomastóideo. Continuar a dissecção em um plano subcutâneo, anteroinferiormente, pela distância necessária (**41.2**).✪✪✪

Esta dissecção pode se comunicar com a dissecção já realizada através da incisão submentual (*ver passo* 5).

✪✪ ***Dica para o cirurgião***
Para assegurar um bom resultado estético, preservar 2-3 mm de pele abaixo do lóbulo do pavilhão antes de virar a incisão posterossuperiormente – caso contrário o lóbulo não parecerá natural.

✪✪✪ ***Dica para o cirurgião***
Este capítulo descreve o lift de SMAS mais comumente usado. Modificações incluem o face lift suprassMAS ou subSMAS, o lift de pescoço, o lift de face média, ou o mini-lift.

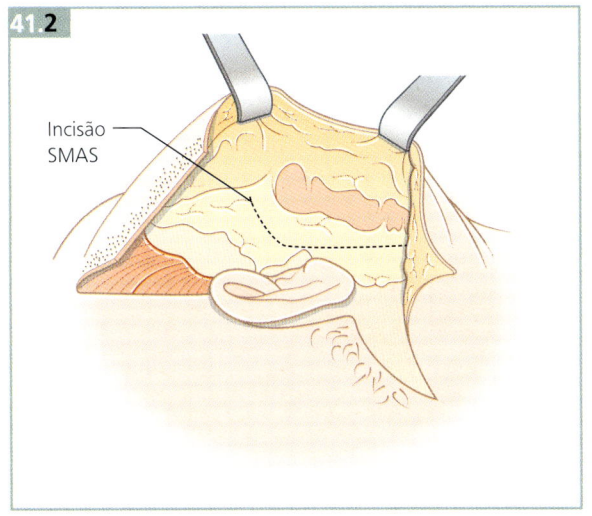

41.2 *Incisão do SMAS.*

Continuar com a elevação da camada do SMAS na região temporal, caso necessário (quando há excesso de tecido no lado do supercílio ou na região orbitária). A dissecção continua superiormente sobre a fáscia temporal, que se funde com a camada do SMAS. O descolamento pré-auricular é continuado superiormente até imediatamente abaixo do arco zigomático e anteriormente até a inserção da camada do SMAS na pele.

Identificar a camada do SMAS anterior ao trago, superficial à fáscia parotídea. Dissecar a camada sub-SMAS, na superfície profunda do SMAS, até a margem anterior da parótida. Inserir duas suturas de prolene 3/0, uma superiormente do SMAS à fáscia temporal (**41.3**), e a outra posteroinferiormente na extremidade mastóidea. Estas suturas fornecem retração segundo vetores do SMAS (**41.4**).✪

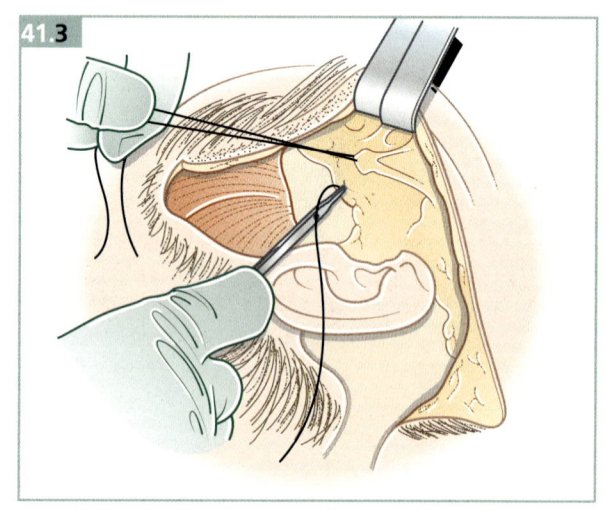

41.3 *Sutura superior do SMAS à fáscia temporal.*

✪ **Dica para o cirurgião**
Tomar grande cuidado neste ponto da dissecção do SMAS, para evitar lesionar a artéria facial, a veia, e o ramo temporal do nervo facial que se situam na superfície lateral do músculo temporal.

✪ **Dica para o cirurgião**
Quando há grande quantidade de tecido a ser afastado, um excesso da camada do SMAS pode ter de ser aparada antes de se posicionar as suturas dos vetores.

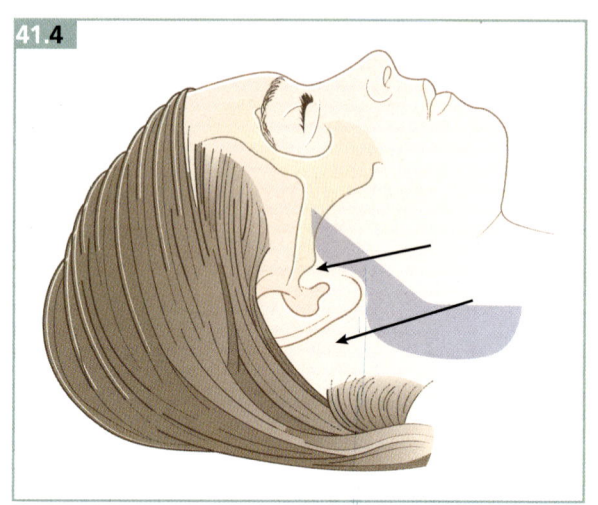

41.4 *Diagrama para demonstrar a retração segundo vetores do SMAS.*

5 Dissecção submentual

Com uma lâmina 15, realizar uma incisão ao longo do sulco da pele submentual, para se obter acesso à gordura subcutânea e submentual na linha mediana do pescoço. Remover a gordura sob visão direta, utilizando tesoura de McIndoe. Uma vez a que a gordura submentual tenha sido removida, suturar as margens anteriores do platisma em conjunto, utilizando vicryl 3/0, para melhorar o ângulo cervicomentoniano.

6 Fechamento e curativo

Remover qualquer excesso de pele em torno do pavilhão (**41.5**). Retrair a pele posteriormente e avaliar a quantidade de excesso de pele anterior ao pavilhão antes de excisá-la com tesoura de McIndoe. Retrair, a seguir, a pele retroauricular em uma direção superior, e excisar qualquer pele redundante (**41.6**). Inserir um dreno *redivac* tamanho 8.

Evitar tensão ao longo das margens de pele, evitando, assim, a formação de cicatriz antiestética. Fechar a camada subcutânea profunda com vicryl incolor 4/0 interrompido. Na pele, utilizar prolene 6/0 para a parte pré-auricular da incisão, prolene 5/0 para a parte retroauricular, e grampos de pele para a parte com cabelos (**41.7**).

Aplicar uma atadura compressiva por 24 horas (**41.8**).

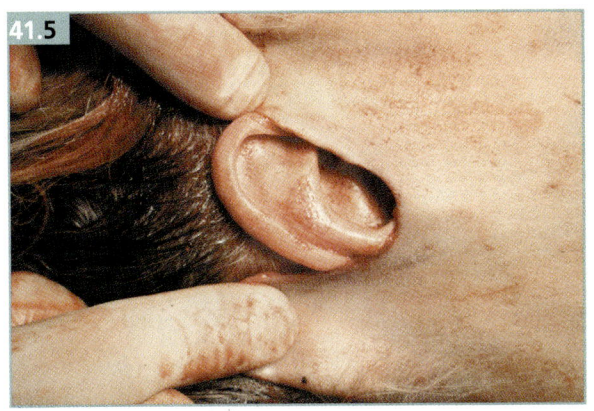

41.5 *Remoção de excesso de pele em torno do pavilhão auricular.*

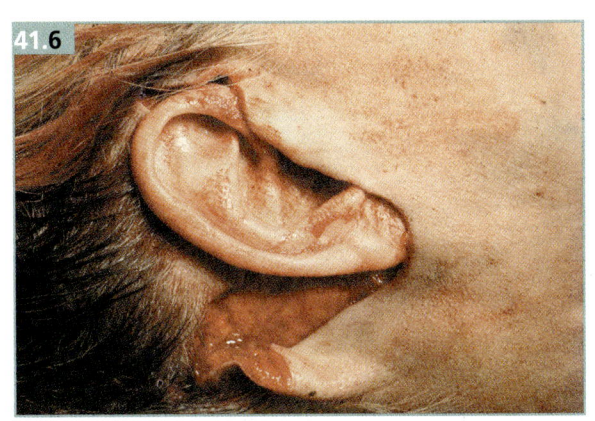

41.6 *Retração da pele retroauricular em uma direção superior, e excisão de qualquer pele redundante.*

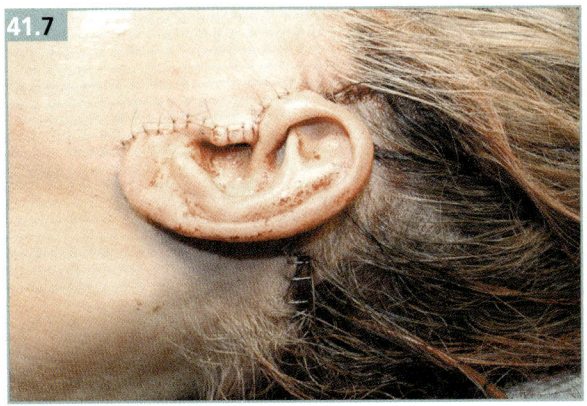

41.7 *Suturas e grampos na pele.*

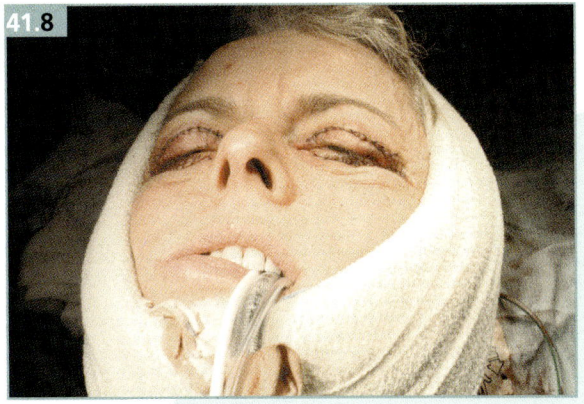

41.8 *Atadura compressiva.*

Índice Remissivo

Números de páginas acompanhados por um *f* ou **q** indicam Figuras e Quadros, respectivamente.

A

Abbey
  agulha de, *24f*
Adenoidectomia, 51
  passos cirúrgicos, 51
  procedimento, 51
    inserção de um abridor, 51
    por diatermia de aspiração, 51
    posicionamento do paciente, 51
Adrenalina
  anestésico de, 52
Antrostomia, 30
Arcabouço da laringe
  cirurgia no, 68
Arcabouço ósseo
  exposição de um, 37
Artéria carótida externa
  ligadura da, 42
    passos cirúrgicos, 42
    procedimento, 42
      hemostasia, drenos e fechamento, 43
      incisão e retalhos, 42
      identificação da artéria, 42
      identificação da bainha, 42
      posicionamento do paciente, 42
Artéria esfenopalatina
  ligadura endoscópica da, 26
    passos cirúrgicos, 26
    procedimento, 26
      dicas, 26
      identificação, 26
      ligadura, 26
      posicionamento do paciente, 26
Artéria etmoidal anterior
  ligadura da, 27
    passos cirúrgicos, 27
    procedimento, 27
      dica, 27
      dissecção e identificação, 28
      ligadura, 28
      marcação e anestesia local, 27
      posicionamento do paciente, 27
Articulação
  incudoestapediana, *10f*
    luxação da, 11
Azul de metileno
  injeção de, 3

B

Bainha carotídea
  identificação da, 42
Beahr
  triângulo de, 84
Berry
  ligamento de, 85
Bigorna
  transposição da, *9f*
Biópsia
  de linfonodo, 47
    passos cirúrgicos, 47
    procedimento, 47
      dica, 48
      hemostasia e fechamento, 48
      incisão, 48
      posicionamento do paciente, 47
      preparação da amostra, 48
  por aspiração com agulha fina, 46
    passos cirúrgicos, 46
    procedimento, 46
      aspiração, 46
      lâmina, 46
        equipamento necessário, 46
        preparação do equipamento, 46
Blair
  incisão de, *77f*
Blefaroplastia, 105
  da pálpebra inferior, 106
  da pálpebra superior, 105
Bolsa faríngea, 72
  passos cirúrgicos, 72
  procedimento, 72
    dica, 73
    grampeamento, 73
    inserção do diverticuloscópio, 72
    inspeção, 73
    posicionamento do paciente, 72
Boyle-Davis
  abridor de boca, 52
Broncoscopia, 64

C

Cavidade mastóidea, *14f*
Cirurgia sinusal
  endoscópica funcional, 29
    passos cirúrgicos, 29
    procedimento, 29
      antrostomia, 30
      dicas, 29
      esfenoidotomia, 31
      etmoidectomia, 30, 31
      posicionamento do paciente, 29
      recesso frontal, 31
      septoplastia, 29
      uncinectomia, 29

Cisto tireoglosso
　excisão de, 80
　　passos cirúrgicos, 80
　　procedimento, 80
　　　dica, 81
　　　excisão, 80
　　　hemostasia, dreno e fechamento, 80
　　　incisão, 80
　　　mobilização e dissecção, 80
　　　posicionamento do paciente, 80
Cocleostomia, 19
Conchas inferiores
　cirurgia das, 24
　　passos cirúrgicos, 24
　　procedimento, 24
　　　dicas, 24, 25
　　　diatermia linear, 24
　　　diatermia submucosa, 24
　　　exame das cavidades nasais, 24
　　　luxação, 25
　　　posicionamento do paciente, 24
　　　turbinoplastia, 25
Corpo estranho
　remoção de, 64
Crista maxilar
　esporões da, 23
Crurotomia, *10f*
Cunha
　da orelha, *2f*
　excisão em, 2

D

Dacriocistorrinostomia endoscópica, 41
　passos cirúrgicos, 41
　procedimento, 41
　　criação de retalho, 41
　　inserção de sonda, 41
　　posicionamento do paciente, 41
　　recuperação de sonda, 41
Deformidade
　cartilaginosa
　　correção da, 23
Degloving mediofacial, 44
　passos cirúrgicos, 44
　procedimento, 44
　　dicas, 45
　　exposição da face média, 44
　　fechamento, 44
　　incisões, 44
　　osteotomias, 44
　　posicionamento do paciente, 44
Dennis Brown
　pinça de, 52
Diatermia
　linear, 24
　submucosa, 24

E

Endaural
　via de acesso, 6, 14
Esfenoidotomia, 31

Esofagoscopia
　direta, 61
　　passos cirúrgicos, 61
　　procedimento, 61
　　　biópsia, 61, 62
　　　dica, 61
　　　equipamento e montagem, 61
　　　inserção, 62
　　　posicionamento do paciente, 62
　　　variedade, 61
Estapedotomia, 10
　passos cirúrgicos, 10
　procedimento, 10
　　confirmação do diagnóstico, 10
　　dicas, 11
　　fechamento, 11
　　fenestração, 11
　　luxação da articulação, 11
　　posicionamento do pacientes, 10
　　via de acesso, 10
Estribo
　fenestração da platina do, *10f*
Estomaplastia, 94
Esvaziamento cervical, 86
　radical tipo III modificado, 86
　　passos cirúrgicos, 86
　　procedimento, 86
　　　definições, **86t**
　　　dica, 88
　　　hemostasia, drenos, fechamento, 90
　　　identificação, 88
　　　incisão e retalhos, 86
　　　níveis, 89
　　　orientação, 90
　　　posicionamento do paciente, 86
Etmoidectomia
　anterior, 30
　posterior, 31

F

Face lift, 108
　passos cirúrgicos, 108
　procedimento, 108
　　descolamento da pele, 109
　　dica, 109, 110
　　dissecção submentual, 111
　　fechamento e curativo, 111
　　incisão, 108
　　marcação pré-operatória, 108
　　posicionamento do paciente, 108
Fáscia temporal
　colheita do enxerto, 6, 14
Faringoscopia
　direta, 60
　　passos cirúrgicos, 60
　　　procedimento, 60
　　　biópsia, 60
　　　equipamento e montagem, 60
　　　inserção do endoscópio, 60
　　　manipulação da faringe, 60
　　　posicionamento do paciente, 60

Fístula pré-auricular
  excisão de, 3
    passos cirúrgicos, 3
    procedimentos, 3
      dicas, 3
      exame com o microscópio, 3
      fechamento, 3
      incisão na pele, 3
      injeção de azul de metileno, 3
      posicionamento do paciente, 3
      trato fistuloso, 3
Fonocirurgia, 67

G
Giba
  remoção da, 34
Glândula submandibular
  excisão da, 75
    passos cirúrgicos, 75
    procedimento, 75
      dica, 75
      dissecção do assoalho, 75
      drenagem, fechamento e curativo, 76
      excisão, 75
      incisão e descolamento, 75
      posicionamento do paciente, 75
Goiva rabo-de-peixe, 23f
Goteira carotídea, 82

H
Hemitireoidectomia, 92
Hemostasia, 38, 43
Henle
  espinha de, 13

I
Implante coclear
  colocação de, 17
    passos cirúrgicos, 17
    procedimento, 17
      cocleostomia, 19
      dica, 17, 18
      escultura do leito, 18
      fechamento, 19
      incisão retroauricular, 17
      inserção do implante, 19
      mastoidectomia cortinal, 17
      posicionamento do paciente, 17
      timpanotomia posterior, 18
Injeção
  de azul de metileno, 3
  nas pregas vocais, 67
Isshiki
  tireoplastia de, 68
Istmo
  de tireoide
    secção do, 55f

K
Keystone
  área de, 23

L
Lahey
  swab de, 55
Langenbeck
  afastadores de, 55
Laringe
  mobilização da, 93
Laringectomia total, 91, 93
  passos cirúrgicos, 91
  procedimento, 91
    confirmação do diagnóstico e estadiamento, 91
    dicas, 93
    entrada na faringe, 93
    fechamento da neofaringe, 94
    hemitireoidectomia, 92
    hemostasia, estomaplastia e fechamento, 94
    incisão e retalhos, 92
    laringectomia, 93
    miotomia, 93
    mobilização da laringe, 93
    posicionamento do paciente, 91
    punção, 94
    secção dos músculos, 92
      supra-hióideos, 92
    traqueostomia, 93
Laringoscopia
  direta, 58
    passos cirúrgicos, 58
    procedimento, 58
      dica, 58
      inserção do endoscópio, 59
      manipulação da laringe, 59
      montagem do equipamento, 58
      posicionamento do paciente, 58
      variedade de laringoscópios, 58
Laser
  uso em procedimentos endoscópicos, 71
    equipamento, 71
    segurança, 71
Ligamento de Berry, 85
Linfonodo
  biópsia de, 47

M
Mackay
  pinça de, 29
Mastoidectomia
  cortical, 17
  e meatoplastia, 12
    passos cirúrgicos, 12
    procedimento, 12
      colheita do enxerto, 14
      dicas, 12
      elevação do retalho, 12
      exame com microscópio, 12
      posicionamento do paciente, 12
      tamponamento e fechamento, 16
      timpanotomia, 15
      vias de acesso, 13
Maxilectomia, 39
  passos cirúrgicos, 39
  procedimento, 39

dica, 39
  incisão de Weber Fergusson, 39
  osteotomias, 40
  posicionamento do paciente, 39
  tamponamento e fechamento, 40
  tarsorrafia, 39
McEwan
  triângulo
    dissecado, *14f*
McIndoe
  tesoura de, 55
Membrana
  timpânica, 1
Microlaringoscopia e broncoscopia pediátricas, 67
  para remoção de corpo estranho, 64
    passos cirúrgicos, 64
    procedimento, 64
      avaliação dinâmica, 66
      inserção, 65
      laringoscopia e palpação, 65
      posicionamento do paciente, 64
      remoção de corpo estranho, 66
      traqueobroncoscopia, 66
      variedade de laringoscópios, 64
Microlaringoscopia
  e uso de *laser*, 70
    passos cirúrgicos, 70
    procedimento, 70
      biópsia, 71
      dica, 71
      inserção, 70
      manipulação, 70
      montagem do equipamento, 70
      posicionamento do paciente, 70
      variedade, 70
Miotomia cricofaríngea, 73
  passos cirúrgicos, 73
  procedimento, 73
    dica, 74
    excisão, 74
    hemostasia e fechamento, 74
    identificação e mobilização, 74
    inserção do endoscópio, 73
    miotomia, 74
    posicionamento do paciente, 73
    tamponamento, 73
    via de acesso, 74
Miringoplastia, 4
  passos cirúrgicos, 4
  procedimento, 4
    colheita do enxerto, 6
    dicas, 5
    elevação do retalho, 7
    exame com microscópio, 4
    posicionamento do paciente, 4
    tamponamento e fechamento, 7
    vias de acesso, 4
Miringotomia, 1
Moffatt
  solução de, 24
Mucosa nasal
  descolamento da, 38
  retalho de, 41

N
Nariz fraturado
  manipulação sob anestesia do, 20
    passos cirúrgicos, 20
    procedimento, 20
      avaliação, 20
      curativo e tamponamento, 20
      desimpactação e redução, 20
      dica, 20
      manipulação do septo, 20
Nervo facial
  anatomia do, 78f
  exposição do, 78f
  identificação do, 78
Nervo infraorbitário
  exposição do, 38

O
Orelha
  ressecada em cunha
    remoção de lesão da, 2
      passos cirúrgicos, 2
      procedimento, 2
        anestesia local, 2
        colocação dos campos, 2
        dicas, 2
        excisão da lesão, 2
        fechamento e curativo, 2
        posicionamento do paciente, 2
Ossiculoplastia, 8
  passos cirúrgicos, 8
  procedimento, 8
    avaliação, 8
    dicas, 9
    escolha da prótese, 8, **9t**
    exame com o microscópio, 8
    posicionamento do paciente, 8
    tamponamento e fechamento, 8
Ossos
  hioide
    excisão do corpo do, 80
  nasais
    fratura dos, 20
Osteotomias, 38, 39, 44
  externas, 35
  mediais, 34
Otoplastia, 102
  passos cirúrgicos, 102
  procedimento, 102
    exposição e entalhamento da cartilagem, 103
    fechamento e curativo, 104
    incisão, 102
    marcação e anestesia, 102
    posicionamento do paciente, 102
    sutura, 104

P
Pálpebra inferior
  blefaroplastia da, 106
    passos cirúrgicos, 106
    procedimento, 106
      fechamento, 107

incisão na pele, 107
  marcação pré-operatória, 106
  posicionamento do paciente, 106
  remoção da bolsa de gordura, 107
  ressecção de pele, 107
Pálpebra superior
  blefaroplastia da, 105
    passos cirúrgicos, 105
    procedimento, 105
      fechamento, 106
      incisão na pele, 105
      marcação pré-operatória, 105
      posicionamento do paciente, 105
      remoção da bolsa de gordura, 106
      ressecção de pele e músculo, 106
Parafina
  bismuto-iodoformada
    pasta de, 7
Parotidectomia superficial, 77
  passos cirúrgicos, 77
  procedimento, 77
    fechamento e curativo, 79
    identificação do nervo facial, 78
    incisão na pele, 77
    posicionamento do monitor, 77
    posicionamento do paciente, 77
    reconstrução, 79
Peitoral maior
  retalho miocutâneo do, 95
    passos cirúrgicos, 95
    procedimento, 95
      apresentação do pedículo, 96
      desenho e marcação, 95
      dica, 95, 96
      fechamento, 96
      levantamento do pedículo, 96
      posicionamento do paciente, 95
Periósteo
  descolamento do, 38
Permeatal
  via de acesso, 6
Pinça
  de Dennis Brown, 52
  de Mackay, 29
  de Walsham, 20
Pregas vocais
  injeção nas, 67
    passos cirúrgicos, 67
    procedimento, 67
      dica, 67
      injeção, 67
      microlaringoscopia, 67
      posicionamento do paciente, 67
Próteses
  ossiculares, 9f

R

Retalho bilobulado, 100
  passos cirúrgicos, 100
  procedimento, 100
    colocação dos campos, 100
    excisão da lesão, 100
    fechamento e curativo, 100

    levantamento de retalhos, 100
    posicionamento do paciente, 100
Retalho de avanço, 99
  passos cirúrgicos, 99
  procedimento, 99
    colocação de campos, 99
    excisão da lesão, 99
    fechamento e curativo, 99
    levantamento, 99
    posicionamento do paciente, 99
Retalho esternomastóideo, 79
Retalho miocutâneo
  do peitoral maior, 95
Retalho romboide, 100
  passos cirúrgicos, 100
  procedimento, 101
    colocação de campos, 101
    excisão da lesão, 101
    fechamento e curativo, 101
    levantamento, 101
    posicionamento do paciente, 101
Retalho timpanomeatal
  elevação do, 7f, 8
Retalhos locais, 97
  considerações, 97
    planejamento, 97
    retalho bilobulado, 100
    retalho de avanço, 99
    retalho rombóide, 100
    z-plastia, 98
Retalhos subplatismais, 92
Retroauricular
  via de acesso, 4, 5f
Rinosseptoplastia, 32
  passos cirúrgicos, 32
  procedimento, 32
    dicas, 33
    dissecção, 33
    incisões intercartilaginosas, 33
    osteotomias mediais, 34
    posicionamento do paciente, 32
    remoção da giba, 34
    septoplastia, 32
    sutura e gesso, 35
    via de acesso, 33
Rinotomia lateral, 36
  passos cirúrgicos, 36
  procedimento, 36
    dica, 37
    exposição, 37
    hemostasia e fechamento, 38
    incisão, 37
    osteotomias, 38
    posicionamento do paciente, 36

S

Saco lacrimal
  exposição do, 41
Septo
  anatomia do, 22f
  fraturas do
    linhas de, 23
  manipulação do, 20

Septoplastia, 21, 29, 32
  passos cirúrgicos, 21
  procedimento, 21
    avaliação da deformidade, 21
    correção, 23
    dica, 22
    excisão da lâmina, 22
    incisão e descolamento dos retalhos, 22
    mobilização da cartilagem, 22
    posicionamento do paciente, 21
    tamponamento e fechamento, 23
Solução de Moffatt, 24
Sonda luminosa lacrimal
  inserção de uma, 41
Stent
  inserção de, 41
Sutura, 35

T

Tarsorrafia, 36, 39
Tesoura
  de McIndoe, 57
Timpanotomia
  posterior, 15, 18
Tireoidectomia, 82
  passos cirúrgicos, 82
  procedimento, 82
    descolamento, 82
    dica, 83
    hemostasia e fechamento, 85
    identificação, 84
    mobilização, 82
      do polo inferior, 83
    posicionamento do paciente, 82
    secção do ligamento de Berry, 85
Tireoplastia de Isshiki
  tipo I, 68
    passos cirúrgicos, 68
    procedimento, 68
      dica, 69
      hemostasia, drenos e fechamento, 69
      incisão, 68
      janela na cartilagem, 69
      marcação da cartilagem, 68
      posicionamento do paciente, 68
Tonsilectomia, 49
  passos cirúrgicos, 49
  procedimento, 49
    dissecção das tonsilas, 50
    hemostasia, 50
    inserção de um abridor
    posicionamento do paciente, 49
Traqueobroncoscopia, 66
  direta, 63
    passos cirúrgicos, 63
    procedimento, 63
      biópsia, 63
      dica, 63
      equipamento e montagem, 63
      inserção, 63
      posicionamento do paciente, 63
      variedade, 63

Traqueostomia, 54, 93
  de emergência, 57
  passos cirúrgicos, 54
  pediátrica eletiva, 57
  procedimento, 54
    dica, 54, 55, 56
    fixação do tubo, fechamento e curativo, 56
    incisão, 54
    inserção do tubo, 56
    marcação e anestesia local, 54
    posicionamento do paciente, 54
    secção do istmo tireóideo, 55
    separação dos músculos em fita, 55
    verificação do equipamento, 56
Trato aerodigestório superior
  procedimentos diagnósticos no, 58
Triângulo de Beahr, 84
Tubo de ventilação
  colocação de, 1
    passos cirúrgicos, 1
    procedimento, 1
      colocação, 1
      dicas, 1
      exame com o microscópio, 1
      miringotomia, 1
      posicionamento do paciente, 1
Turbinoplastia, 25

U

Uncinectomia, 29
Uvulopalatoplastia, 52
  passos cirúrgicos, 52
  procedimento, 52
    dicas, 53
    dissecção, 52
    hemostasia, 53
    inserção de abridor, 52
    posicionamento do paciente, 52

V

Ventilação
  tubo de, 1
Via de acesso, 33

W

Walsham
  pinça de, 20
Weber Fergusson
  incisão de, 39

Z

Z-plastia, 98
  passos cirúrgicos, 98
  procedimento, 98
    colocação de campos, 98
    excisão, 98
    fechamento e curativo, 98
    levantamento, 98
    posicionamento do paciente, 98